公益社団法人　日本産科婦人科学会
一般社団法人　日本心不全学会

周産期心筋症
診療の手引き

［編集］厚生労働科学研究難治性疾患政策研究事業
　　　　「周産期心筋症ガイドライン作成」班
　　　　「特発性心筋症に関する調査研究」班

中外医学社

本診療の手引きは，平成 26 〜 27，28 〜 29 年度，厚生労働科学研究費補助金（難治性疾患政策研究事業）「周産期（産褥性）心筋症の，早期診断検査確立研究と診断ガイドライン作成研究」，平成 30 年度〜厚生労働科学研究費補助金（難治性疾患政策研究事業）「特発性心筋症に関する調査研究」により，周産期心筋症診療ガイドライン作成班が作成し，公益社団法人 日本産科婦人科学会，一般社団法人 日本心不全学会の評価，賛同を受けています．「周産期心筋症」は，除外診断病名で，未だ国際的に統一された診断基準もなく，妊産婦という特異な背景から介入研究もほとんどありません．今後一層，たくさんのご意見をいただき，かつ新たなエビデンスを加えつつ，改訂していきます．

2019 年 3 月

周産期心筋症診療ガイドライン作成班代表　神谷千津子

■執筆者一覧（執筆順）

神谷千津子	国立循環器病研究センター周産期・婦人科部医師
吉松　淳	国立循環器病研究センター周産期・婦人科部部長
鈴木一有	浜松医科大学周産母子センター講師
磯貝俊明	東京都立多摩総合医療センター循環器内科医長
三戸麻子	国立成育医療研究センター周産期・母性診療センター 母性内科医員
兵藤博信	東京都立墨東病院産婦人科部長
増井好穂	静岡県立こども病院産科副医長
西口富三	静岡県立こども病院副院長兼周産期センター長
森川　渚	久留米大学医学部医学科内科学講座心臓・血管内科部門
福本義弘	久留米大学医学部医学科内科学講座心臓・血管内科部門主任教授
江口和男	さいたま赤十字病院総合臨床内科
小山雅之	札幌医科大学循環器・腎臓・代謝内分泌内科助教
大門篤史	大阪医科大学産婦人科学教室医師
石津智子	筑波大学医学医療系循環器内科講師
長山友美	福岡市民病院循環器内科医師
樗木晶子	九州大学医学研究院保健学部門教授
井上優子	国立循環器病研究センター心臓血管内科医師
草野研吾	国立循環器病研究センター心臓血管内科部長
二井理文	三重大学医学部産科婦人科学教室助教
池田智明	三重大学医学部産科婦人科学教室教授
大郷恵子	国立循環器病研究センター病理部医長
植田初江	国立循環器病研究センター病理部部長
小板橋俊美	北里大学医学部循環器内科学講師
阿古潤哉	北里大学医学部循環器内科学教授
大谷健太郎	国立循環器病研究センター研究所再生医療部上級研究員
徳留　健	国立循環器病研究センター研究所生化学部室長
弓田悠介	防衛医科大学校循環器内科医師
椎名由美	聖路加国際病院循環器内科医員
臺　和興	広島市民病院循環器内科副部長
塩出宣雄	広島市民病院循環器内科主任部長
中尾真大	榊原記念病院産婦人科医師
桂木真司	榊原記念病院産婦人科部長
小口秀紀	トヨタ記念病院副院長／統合診療科科部長
岩瀬三紀	トヨタ記念病院病院長

目 次

第Ⅰ章	序文	1
第Ⅱ章	診断基準	3
第Ⅲ章	疫学	5

1. 発症率　5
2. 日本における疫学　6
3. 発症率に関する先行研究の問題点　6

| 第Ⅳ章 | リスク因子 | 12 |

SECTION 1　妊娠高血圧症候群 ……… 12
1. 定義と臨床分類について　12
2. 病態　14
3. 妊娠高血圧症候群と周産期心筋症　14
4. 周産期心筋症と sFlt-1　15

SECTION 2　多胎 ……… 18
1. 疫学的要素　18
2. 生理的変化　19
3. 妊娠高血圧症候群　19
4. 切迫早産　19
5. 帝王切開分娩　19

SECTION 3　切迫早産治療 ……… 21

SECTION 4　高年妊娠 ……… 23
1. 出産年齢と周産期心筋症発症の関係　23
2. 出産年齢と周産期心筋症経過・予後との関係　24
3. 出産年齢の高齢化との関係　24

| 第Ⅴ章 | 病因 | 27 |

SECTION 1　血管機能障害 ……… 27
1. 用語解説　27

2. 正常妊娠における血管内皮機能変化　28
　　　3. 正常妊娠における血管機能の変化　28
　　　4. 妊娠高血圧症候群における血管機能指標の変化　29
　　　5. 妊娠高血圧腎症の女性における産後微小血管障害の病態とは　30

SECTION 2 **遺伝性心筋症** 31

SECTION 3 **血管障害因子とそのほか** 35
　　　1. 血管障害因子説　35
　　　2. ウイルス性心筋炎説　36
　　　3. 妊娠に対する異常な免疫反応説　36
　　　4. 妊娠による心負荷への反応説　36

第Ⅵ章　生理・画像検査　　　　38

SECTION 1 **心エコー検査** 38
　　　1. 正常な妊娠中の心エコーの変化　38
　　　2. 心エコーの適応　39
　　　3. 心エコーによる左室収縮能評価　39
　　　4. 予後と心エコー　40
　　　5. 合併症と心エコー　41

SECTION 2 **心電図** 42
　　　1. 周産期心筋症における心電図所見　42
　　　2. 心電図所見と周産期心筋症患者の予後　43

SECTION 3 **MRI** 45
　　　1. 周産期心筋症の診断　45
　　　2. 心臓MR　45
　　　3. 周産期におけるMRI検査の安全性について　47
　　　4. 周産期心筋症患者におけるCMRの役割　47

第Ⅶ章　病理組織学的診断　　　　51

第Ⅷ章　妊産婦における症状・身体所見の診方と検査の進め方　　　　54
　　　1. 妊娠・産後経過における症状・身体所見　55
　　　2. 検査の進め方　57

第Ⅸ章　鑑別診断　　　　62
　　　1. 妊娠関連急性心筋梗塞　63
　　　2. 肺血栓塞栓症　63
　　　3. 心筋炎　64

4. 後天的な要因による心筋症　67

第X章　遺伝学的検査　71

　　　1. 拡張型心筋症関連遺伝子の関与　72
　　　2. 妊娠高血圧症候群関連遺伝子の関与　72

第XI章　治療　76

SECTION 1　心不全治療　76

　　　1. 周産期心筋症における心不全治療　76
　　　2. 周産期心筋症を疑った場合に施行する検査　77
　　　3. 初期治療　78
　　　4. 薬物療法　79
　　　5. 非薬物的治療　81
　　　6. その他の注意事項　83

SECTION 2　疾患特異的治療　86

第XII章　予後　88

SECTION 1　心機能予後　88

　　　1. 死亡率　88
　　　2. 心機能回復の頻度　89
　　　3. 心機能回復の予測因子　89
　　　4. 妊娠高血圧と予後の関係　89
　　　5. 拡張型心筋症とのオーバーラップと予後について　90

SECTION 2　次回妊娠予後　91

　　　1. 母体予後　91
　　　2. 胎児予後　93
　　　3. 次回妊娠に関するカウンセリング　94
　　　4. 避妊方法　94

付記1　ハイリスク妊娠における早期診断法　97

付記2　周産期心筋症　症例集　99

　索　引　109

第 I 章 序文

　心疾患を指摘されていない妊産婦が，妊娠後半から産後に拡張型心筋症類似の病態を呈し，うっ血性心不全を発症する原因不明の心筋症を，周産期心筋症（産褥性心筋症）と称する．英語病名はperipartum cardiomyopathy[1]や診断時期の違いによりpregnancy associated cardiomyopathy[2]などが使用されてきたが，わが国では「産褥性心筋症」と称され，ICD-10コードでも同病名が使用されている．しかしながら，妊娠中に診断される症例も多く，英語病名を直訳した「周産期心筋症」を，本診療の手引きでは使用・推奨する．

　周産期心筋症は，産科と循環器科の境界領域にある希少疾患であり，長年，疾患概念の周知も不十分であった．平成21年に実施されたわが国初の全国調査では，患者が心不全症状を訴えた際の初診医は，産科医が63%，開業医など総合内科医が12%と全体の4分の3を占め，最初から循環器医が診療した症例はわずか9%であった[3]．また，息切れや浮腫などの初期心不全症状は，健常妊産婦も訴える症状と似ており，診断遅延に陥りがちである．一方，同全国調査での母体死亡率は4%[3]，妊産婦死亡症例検討評価委員会の報告では，心血管疾患原因による母体死亡において，大動脈解離に次いで2番目に多い疾患であり[4]，急性期予後改善のためには，早期診断が望まれる．

　周産期心筋症は，「妊産婦」以外，疾患特異的項目がなく，心筋梗塞や心筋炎など他に心機能低下をきたす原因がない場合の除外診断病名である．そのため，血管障害，炎症，遺伝性など複数の病態が関与する疾患群と考えられる．同年代女性では，心筋炎や拡張型心筋症よりも高率に妊産婦で診断され[5]，心不全発症のタイミング[6]や予後[7]が，既存の拡張型心筋症合併妊娠とは異なっており，独立した疾患と考えられるが，家族歴や遺伝子変異など，両者にオーバーラップする病態も報告されている[8]．

　「疾患群」であるがゆえ，疾患概念は未だ混沌としている．家族性心筋症の遺伝背景をもつ患者を含めるか否かなど，世界的コンセンサスがまだ得られていない事項は複数ある．その中で，初回心不全発症の妊産婦をできるだけ早く診断し，治療することを第一義に，家族性心筋症の遺伝背景をもつ患者も含めるなど，あえて疾患概念を広くとらえ，本診療の手引きを作成した．また，妊産婦という特異な背景から，これまでに実施された臨床介入研究が非常に少なく，エビデンスレベルの提示には至っていない．そのため，今後も多くの先生方から意見をいただき，かつ新たなエビデンスを加えつつ，改訂を重ねていく予定である．

　最後に，周産期心筋症の臨床像を捉え，その診療の質を上げるべく，これまでにさまざまな形でご協力・ご支援いただいた全国の先生方に深く感謝申し上げ，本診療の手引きが周産期心筋症の予後向上に寄与することを切に願います．

■引用文献

1) Demakis JG, Rahimtoola SH. Peripartum cardiomyopathy. Circulation. 1971; 44: 964-8.
2) Elkayam U, Akhter MW, Singh H, et al. Pregnancy-associated cardiomyopathy: clinical characteristics and a comparison between early and late presentation. Circulation. 2005; 111: 2050-5.
3) Kamiya CA, Kitakaze M, Ishibashi-Ueda H, et al. Different characteristics of peripartum cardiomyopathy between patients complicated with and without hypertensive disorders. -Results from the Japanese Nationwide survey of peripartum cardiomyopathy. Circ J. 2011; 75: 1975-81.
4) 石渡 勇, 池田智明. 日本の妊産婦を救うために 2015. 東京: 東京医学社; 2015. p. 28-34.
5) Pearson GD, Veille JC, Rahimtoola S, et al. Peripartum cardiomyopathy: National Heart, Lung, and Blood Institute and Office of Rare Diseases (National Institutes of Health) workshop recommendations and review. JAMA. 2000; 283: 1183-8.
6) Ruys TP, Roos-Hesselink JW, Hau R, et al. Heart failure in pregnant women with cardiac disease: data from the ROPAC. Heart. 2014; 100: 231-8.
7) Bernstein PS, Magriples U. Cardiomyopathy in pregnancy: a retrospective study. Am J Perinatol. 2001; 18: 163-8.
8) Ware JS, Li J, Mazaika E, et al. Shared Genetic Predisposition in Peripartum and Dilated Cardiomyopathies. N Engl J Med. 2016; 374: 233-41.

〈神谷千津子　吉松 淳〉

第Ⅱ章 診断基準

要約 summary

- 未だ画一的な診断基準はないが，本診療の手引きでは下記4項目とする．
  ① 妊娠中から分娩後6カ月以内に新たに心収縮機能低下・心不全を発症．
  ② 他に心収縮機能低下・心不全の原因となる疾患がない．
  ③ 発症まで心筋疾患の既往がない．
  ④ 左室収縮機能の低下（左室駆出率［left ventricular ejection fraction：LVEF］≦ 45%）．

周産期心筋症の歴史は古く，1937年にHullらにより"toxic postpartum heart disease"として報告されている[1]．その後1957年にはMeadowsらにより"idiopathic myocardial failure in the last trimester of pregnancy and the puerperium"として報告された[2]．1971年にはDemakisらにより初めて"peripartum cardiomyopathy"として27例が報告され[3]，日本では周産期心筋症として診断されるようになった．

このDemakisらが1971年に提唱した最初の周産期心筋症の診断基準は"primary myocardial disease that presents for the first time toward the end of pregnancy or in the early puerperium"であり，具体的には，(1) development of cardiac failure in the last month of pregnancy or within 5 months of delivery, (2) absence of a determinable etiology for the cardiac failure, and (3) absence of demonstrable heart disease prior to the last month of pregnancy とされている．もともと，循環血漿量の増大により心不全症状が出てきた既存の拡張型心筋症合併妊娠と鑑別するため，診断時期を妊娠最終月（臨月）から半年間に定められた．その後2000年にPearsonらにより，心エコー所見として"left ventricular systolic dysfunction"が追加されている[4]．2005年には，Elkayamらが臨月以前の妊娠17週から36週に心不全診断された症例も，従来の診断基準で周産期心筋症と診断された症例と臨床像が同じであることを報告した[5]．そこで，2010年にSliwaらは，"Peripartum cardiomyopathy is an idiopathic cardiomyopathy presenting with heart failure secondary to left ventricular systolic dysfunction towards the end of pregnancy or in the months following delivery, where no other cause of heart failure is found. It is a diagnosis of exclusion. The left ventricle may not be dilated but the ejection fraction is nearly always reduced below 45%"と定義されている[6]．

いずれにしろ現在のところ周産期心筋症に特異的な検査所見はなく，除外診断が重要である．すなわち，妊産婦にて，心筋疾患の既往がなく，他に病因がない左室心機能低下を伴う急性心不全を発症した場合には周産期心筋症を疑うことが重要である．

なお，本診療の手引きでは，分娩時の妊娠週数により産後の月齢が異なることを考慮し，診断時期を「妊娠中から分娩後6カ月以内」と設定した．妊娠による生理的な負荷だけでは急激な左室収縮機

能の低下を説明しえない既存の心疾患（例：軽症弁膜症など）でも，周産期心筋症様の経過を認める場合があるため，「発症まで心筋疾患の既往がない」と定義する．また，心不全を合併する前に，心収縮機能の低下を検出できる場合も想定されるため，「心不全」は必須診断項目ではないとする．

■引用文献

1) Hull E, Hafkesbring E. Toxic postpartal heart disease. New Orleans M. & S. J. 1937；89：550.
2) Meadows WR. Idiopathic myocardial failure in the last trimester of pregnancy and the puerperium. Circulation. 1957；15：903-14.
3) Demakis JG, Rahimtoola SH. Peripartum cardiomyopathy. Circulation. 1971；44：964-8.
4) Pearson GD, Veille JC, Rahimtoola S, et al. Peripartum cardiomyopathy：National Heart, Lung, and Blood Institute and Office of Rare Diseases (National Institutes of Health) workshop recommendations and review. JAMA. 2000；283：1183-8.
5) Elkayam U, Akhter MW, Singh H, et al. Pregnancy-associated cardiomyopathy：clinical characteristics and a comparison between early and late presentation. Circulation. 2005：111：2050-5.
6) Sliwa K, Hilfiker-Kleiner D, Petrie MC, et al. Current state of knowledge on aetiology, diagnosis, management, and therapy of peripartum cardiomyopathy：a position statement from the Heart Failure Association of the European Society of Cardiology Working Group on peripartum cardiomyopathy. Eur J Heart Fail. 2010；12：767-78.

〈鈴木一有〉

第Ⅲ章 疫学

> **要約** summary
> - 周産期心筋症の発症率は国・地域や人種によって大きく異なり，約100分娩から約2万分娩に1例と報告されている．
> - 人種別にはアフリカ系人種が最も発症率が高い．
> - 発症率の違いは疫学的な要因だけではなく，研究ごとの調査方法の違いにも影響されている可能性がある．
> - 集計上，先進国における周産期心筋症の患者数は増加傾向である．
> - 日本での発症率は低いと報告されているが，その発症率は質問紙調査に基づいており，さらなる調査が必要である．
> - 大規模な前向きコホートによる調査は容易でないため，母集団代表性を有する行政データなどを活用して経時的に周産期心筋症の発症率を調査していく必要がある．

[1] 発症率

これまでに周産期心筋症の発症率について報告した研究（英文論文のみ）を **表1** にまとめた．米国から多くの報告がされているが[1-12]，日本からの報告は神谷らの研究のみである[13]．また，他のアジア諸国からの報告はいくつかあるが，韓国[14]と台湾[15]の全国行政データ研究を除きすべて単施設研究である[16-21]．欧州では2012年より学会主導で周産期心筋症の国際登録研究を開始しているが[22,23]，発症率を報告した研究はデンマークとスウェーデンからの研究の2つのみである[24,25]．そのほか，中米，中東，アフリカからの報告は少なく[26-32]，南米からの報告はない．全体として1990年代から2000年代にかけて調査された研究がほとんどであり，2010年代の報告は少ない．周産期心筋症患者の平均年齢の範囲は27～33歳で，平均左室駆出率の範囲は24～35％であった．

周産期心筋症の発症率は，国・地域や人種によって大きく異なる．報告別に発症率が最も高いのはナイジェリアの102分娩あたり1例で[29]，最も低いのは日本の20,000分娩に1例である[13]．人種別には，米国の研究によるとアフリカ系人種が最も発症率が高いと報告され，その発症率は439分娩から1,421分娩に1例と報告されている[1,7]．また，米国からの別の報告では，他の人種に比べアフリカ系人種では周産期心筋症の相対リスクが約16倍であると報告されている[33]．アフリカ系人種での発症リスクが高いことは，対象者の大多数がアフリカ系人種であるアフリカ諸国[29,31,32]やハイチ[27]からの報告でも発症率が高い（102分娩から1,000分娩に1例）ことからも示されている．しかし，このアフリカ系人種での高い発症率が遺伝的背景[34-37]によるものか，あるいは生活習慣・文化や社会経済的状況[29,38-40]とこれらに伴う妊娠関連合併症によるものかは明らかではない．アフリカ系人種以外の

白人，アジア人，ヒスパニック系人種における発症しやすさについては，米国からの研究でも一貫した研究結果は得られていない[1,7]．

複数の大規模行政データによる経時的な解析から，先進国での周産期心筋症の患者数は増加傾向である[1,5,15,25]．その一因として，妊婦の高齢化やそれに伴う妊娠関連合併症の増加，また生殖医療の普及による多胎妊娠の増加などの母体背景の変化が考えられる．一方で，医療従事者における周産期心筋症の疾患認識の向上により診断数が増加し，集計上の患者数が増加している可能性がある．近年，診断基準における発症時期の定義が拡大され，以前は「妊娠最終月から分娩後5カ月まで」に発症した心不全と定義されていたが[41]，2010年の欧州循環器学会のHeart Failure Associationの診断基準では「妊娠終了に向かう時期から分娩後数カ月」と定義されている[42]．実際に，日本や米国，台湾からの報告では，分娩1カ月前より以前の妊娠中や分娩後5カ月以降にも新規の心不全が診断されており[13,15,43]，診断基準における発症時期の拡大により今後さらに診断数が増加する可能性がある．

[2] 日本における疫学

これまでのところ，日本の周産期心筋症の発症率を報告した研究は，神谷らが2009年に日本全国の施設を対象に行った全国質問紙調査のみである[13]．この調査では，1,444施設中1,049施設（73%）から回答が得られ，2007〜2008年に診断された周産期心筋症患者を102名認めた．この102名は，平均年齢32.7歳，双胎15%，妊娠高血圧症候群の合併38%，切迫早産治療14%で，33%が分娩時から分娩後1週間以内に診断されていた．この102名と厚生労働省の人口動態調査の全出生数から，日本での発症率は20,000分娩に1例と算出されている．その発症率は母体年齢の上昇に伴い増加傾向を示したが，最も高い35〜39歳でも約10,000分娩に1例であった．この調査では周産期心筋症の診断基準として，心不全発症時期は妊娠中すべてを含み，かつ左室駆出率の条件は50%未満としており，多くの先行研究に比べ診断基準は緩い．それにもかかわらず日本での発症率は世界で最も低い発症率であった．その疫学的な要因として，日本の人種・遺伝的背景，生活習慣，多産の減少，医療環境などの影響が考えられた．しかし，日本と同じく国民のほとんどがアジア人種で，地理的にも東アジアに属し，医療環境も日本と似ている韓国（1,741分娩に1例）[14]と台湾（4,725分娩に1例）[15]の行政データによる報告に比べても，この日本の発症率（20,000分娩に1例）はかなり低いことから，この神谷らの研究が質問紙調査であるがゆえに生じるバイアスや未報告例，発症率の算出に用いた母集団人口などの影響も考えられた．よって，日本における周産期心筋症の発症率についてはさらなる調査が必要である．

神谷らの調査では死亡率は3.9%で，近年の欧米の報告と同等であった[22,24,44]．田中らによる日本産婦人科医会の妊産婦死亡登録事例の解析[45]では，2010〜2012年に母体の心血管死亡15名中3名が周産期心筋症であったことから，本邦において，周産期心筋症は周産期における母体の重大な心血管合併症といえる．

[3] 発症率に関する先行研究の問題点

表1に示した先行研究において，周産期心筋症の発症率を調査し比較する上での問題がいくつ

表1 周産期心筋症の発症率に関する先行研究とその結果

著者	対象地域	研究方法 国名/地域名	対象期間	前向きor後ろ向き研究	研究データ源	周産期心筋症の診断・患者同定の方法 診療録で診断の確認	心不全発症の時期	左室収縮機能不全の条件	心疾患の既往や他の心疾患の除外	周産期心筋症患者数	結果 平均年齢（歳）	EFの平均値（or中央値）	周産期心筋症の発症率[a]
Kamiya, et al[13].	アジア	日本	2007～2008	後ろ向き	全国質問紙調査	あり	妊娠中～分娩後5カ月	EF<50% or FS<30%	あり	102	32.7	31.6%	1：20,000
Lee S, et al[14].		韓国	2010～2012	後ろ向き	全国行政データ	なし[b]	妊娠最終月～分娩後5カ月	設定不可	あり	795	32.1	NA	1：1,741
Wu, et al[15].		台湾	1997～2011	後ろ向き	全国行政データ	なし[b]	分娩10カ月前～分娩後12カ月	設定不可	あり	925（妊娠最終月～分娩後5カ月：742）	30.4	NA	1：3,790（妊娠最終月～分娩後5カ月1：4,725）
Lim, et al[16].		シンガポール	2009～2010	後ろ向き	単施設データ	あり	妊娠最終月～分娩後5カ月	記載なし	あり	11	32.3	26.9%	1：1,124
Samonte, et al[17].		フィリピン	2009～2010	後ろ向き	単施設データ	あり	妊娠最終月～分娩後5カ月	EF<45% or FS<30%	あり	9	27	34.7%	1：1,270
Hasan, et al[18].		パキスタン	2003～2007	後ろ向き	単施設データ	あり	妊娠最終月～分娩後5カ月	EF<45% or FS<30%	あり	32	32	NA	1：837
Liu, et al[19].		中国	1993～2007	後ろ向き	単施設データ	あり	指定なし	記載なし	なし	23	NA	NA	1：912
Chee, et al[20].		マレーシア	2001～2004	後ろ向き	単施設データ	あり	妊娠最終月～分娩後5カ月	EF<45%	あり	8	31.2	27.1%	1：2,901
Pandit, et al[21].		インド	1997～2007	後ろ向き	単施設データ	あり	分娩1カ月前～分娩後5カ月	EF<50%	あり	9	28.5	33.1	1：1,374
Kolte, et al[1].	北米	米国	2004～2011	後ろ向き	全国行政データ	なし[b]	指定なし	設定不可	なし	34,219	30.3	NA	1：968 人種別：アフリカ系人種1：439 白人1：1,563 アジア人/太平洋諸島1：2,778 ヒスパニック1：2,778
Afana, et al[2].		米国	2004～2011	後ろ向き	全国行政データ	なし[b]	分娩目的の入院中	設定不可	あり	1,337	NA	NA	1：5,353
Krishnamoorthy, et al[3].		米国	2009～2010	後ろ向き	全国行政データ	なし[b]	指定なし	設定不可	あり	4,817	NA	NA	1：2,367
Kuklina, et al[4].		米国	2004～2006	後ろ向き	全国行政データ	なし[b]	妊娠関連の入院中	設定不可	あり	2,332	NA	NA	1：5,556
Mielniczuk, et al[5].		米国	1990～2002	後ろ向き	全国行政データ	なし[b]	指定なし	設定不可	なし	16,296	29.7	NA	1：3,189
Kao, et al[6].		米国	2003～2007	後ろ向き	地域行政データ	なし[b]	分娩目的の入院中	設定不可	なし	535	NA	NA	1：7,483

著者	地域	国	期間	研究デザイン	データソース	診断基準あり	診断時期	EF/FS基準	他疾患除外	症例数	平均年齢	EF	発症率
Brar, et al[7]		米国	1996〜2005	後ろ向き	地域行政データ+診療録	あり	分娩1カ月前〜分娩後5カ月	EF<50%	なし	60	33	32%	1：4,025 人種別： アフリカ系人種 1：1,421 アジア人 1：2,675 白人 1：4,075 ヒスパニック 1：9,861
Gunderson, et al[8]	北米	米国	1995〜2004	後ろ向き	地域行政データ+診療録	あり	分娩1カ月前〜分娩後5カ月	EF<45% or FS<25%	なし	110	NA	NA	1：2,066
Harper, et al[9]		米国	2002〜2003	後ろ向き	地域行政データ+診療録	あり	妊娠中〜分娩後5カ月	EF<45% or FS<30%	あり	85	NA	中央値 28%	1：2,772
Chapa, et al[10]		米国	1988〜2001	前向き	単施設データ	あり	指定なし	FS<30%	あり	35	27	(FS 17.3%)[c]	1：1,149
Ford, et al[11]		米国	1992〜1998	後ろ向き	単施設データ	あり	妊娠最終月〜分娩後5カ月	EF<45% or FS<30%	あり	11	28	32.0%	1：2,053
Witlin, et al[12]		米国	1986〜1994	後ろ向き	単施設データ	あり	指定なし	記載なし	あり	28	NA	(FS 17.5%)[c]	1：2,406
Dhesi, et al[46]		カナダ	2005〜2014	後ろ向き	地域行政データ	なし[b]	妊娠32週〜分娩後6カ月	記載なし	あり	194	30.4	NA	1：2,418
Sebillotte, et al[26]	中米	マルティニーク[d]	1997〜2007	後ろ向き	単施設データ	あり	妊娠中〜分娩後5カ月	EF<45%	あり	11	30	中央値 25%	1：5,523
Fett, et al[27]		ハイチ	2000〜2005	前向き	単施設データ	あり	妊娠最終月〜分娩後5カ月	EF<45% or FS<30%	あり	98	32.2	24%	1：300
Ersbøll, et al[24]	欧州	デンマーク	2005〜2014	後ろ向き	全国行政データ+診療録	あり	分娩9カ月前〜分娩後12カ月	EF<45%	あり	61	31.7	26.7%	1：10,149
Barasa, et al[25]		スウェーデン	1997〜2010	後ろ向き	全国行政データ	なし[b]	分娩3カ月前〜分娩後6カ月	設定不可	あり	241	33.1	NA	1：5,719
Sagy, et al[28]	中東	イスラエル	2004〜2014	後ろ向き	単施設データ	あり	妊娠終了頃〜分娩後数カ月	EF<45%	あり	42	30.8	NA	1：3,832
Isezuo, et al[29]		ナイジェリア	2003〜2005	前向き	単施設データ	あり	妊娠最終月〜分娩後5カ月	EF<50%	あり	65	28.2	27.4%	1：102
Cenac, et al[30]	アフリカ	ニジェール	1991	後ろ向き	地域データ	あり	指定なし	記載なし	なし	28	28	NA	1：714[e]
Desai, et al[31]		南アフリカ	1986〜1989	前向き	単施設データ	あり	指定なし	記載なし	なし	97	29	NA	1：1000
Suliman[32]		スーダン	1975〜1979	不明	単施設データ	あり	妊娠後期〜産褥期	記載なし	あり	13	NA	NA	1：662

(文献47より使用許諾を得て引用・改変した)
a：母集団が全出産あるいは生児出産（死産を含まない）であるかは研究ごとに異なる．
b：入院費支払いなどのための行政データ用に登録された診断コード（ICD-9-CM または ICD-10）のみで周産期心筋症の診断を確認し，診療録で診断基準に合致するかどうかの確認はなされていない．
c：EFのデータは記載がなかったが，FSのデータのみあった．
d：マルティニークはフランス領西インド諸島のフランス海外県の1つである．
e：母集団は妊娠可能年齢の女性であった．
NA = not available（データなし），EF = ejection fraction（駆出率），FS = fractional shortening（内径短縮率），
ICD = International Statistical Classification of Diseases and Related Health Problems（疾病および関連保健問題の国際統計分類）

か存在する．第一に，前向き研究は4つの単施設研究のみで[10,27,29,31]，そのほかはすべて後ろ向き研究である．第二に，データのサンプリングの観点から，母集団代表性のある集団人口ベースの研究（population-based study）といえるのは米国，カナダ，デンマーク，スウェーデン，韓国，台湾からの行政データベースを用いた研究であるが[1-9,14,15,24,25,46]，これらの研究では入院費支払いなどのために登録された診断コードを用いて周産期心筋症患者のスクリーニングや同定を行っている点である．一般的に，このようなデータでの診断は前向き研究の診断に比べ診断精度が劣り，誤診断による発症率の過大・過少評価につながる．第三に，研究ごとに用いた診断基準の違いである．以上の問題点から，より正確な有病率の調査には，母集団代表性を有する集団人口ベースの研究で，事前に定めた診断基準に従って施行された前向きコホート研究が必要である．しかしながら，周産期心筋症の発症率の稀少性を考慮すると，このような前向きコホート研究には多大な労力と費用を要するため容易には行えない．また，周産期心筋症の発症率の調査を難しくしている根本的な原因として，その発症機序が解明されておらず，特異的な診断法がないために，周産期心筋症が未だに除外診断であることがあげられる．このような現状から，将来的には大規模な前向きコホート研究が望まれるものの，現実的には行政データなどの母集団代表性を有するデータを活用することにより経時的に周産期心筋症の発症率を調査していく必要がある．

なお，本章の内容は磯貝らのreview[47]を参照した．

■引用文献

1) Kolte D, Khera S, Aronow WS, et al. Temporal trends in incidence and outcomes of peripartum cardiomyopathy in the United States: a nationwide population-based study. J Am Heart Assoc. 2014; 3: e001056.
2) Afana M, Brinjikji W, Kao D, et al. Characteristics and in-hospital outcomes of peripartum cardiomyopathy diagnosed during delivery in the United States from the Nationwide Inpatient Sample (NIS) database. J Card Fail. 2016; 22: 512-9.
3) Krishnamoorthy P, Garg J, Palaniswamy C, et al. Epidemiology and outcomes of peripartum cardiomyopathy in the United States: findings from the Nationwide Inpatient Sample. J Cardiovasc Med. 2016; 17: 756-61.
4) Kuklina EV, Callaghan WM. Cardiomyopathy and other myocardial disorders among hospitalizations for pregnancy in the United States: 2004-2006. Obstet Gynecol. 2010; 115: 93-100.
5) Mielniczuk LM, Williams K, Davis DR, et al. Frequency of peripartum cardiomyopathy. Am J Cardiol. 2006; 97: 1765-8.
6) Kao DP, Hsich E, Lindenfeld J. Characteristics, adverse events, and racial differences among delivering mothers with peripartum cardiomyopathy. JACC Heart failure. 2013; 1: 409-16.
7) Brar SS, Khan SS, Sandhu GK, et al. Incidence, mortality, and racial differences in peripartum cardiomyopathy. Am J Cardiol. 2007; 100: 302-4.
8) Gunderson EP, Croen LA, Chiang V, et al. Epidemiology of peripartum cardiomyopathy: incidence, predictors, and outcomes. Obstet Gynecol. 2011; 118: 583-91.
9) Harper MA, Meyer RE, Berg CJ. Peripartum cardiomyopathy: population-based birth prevalence and 7-year mortality. Obstet Gynecol. 2012; 120: 1013-9.
10) Chapa JB, Heiberger HB, Weinert L, et al. Prognostic value of echocardiography in peripartum cardiomyopathy. Obstet Gynecol. 2005; 105: 1303-8.
11) Ford RF, Barton JR, O'Brien JM, et al. Demographics, management, and outcome of peripartum cardiomyopathy in a community hospital. Am J Obstet Gynecol. 2000; 182: 1036-8.

12) Witlin AG, Mabie WC, Sibai BM. Peripartum cardiomyopathy: an ominous diagnosis. Am J Obstet Gynecol. 1997; 176: 182-8.
13) Kamiya CA, Kitakaze M, Ishibashi-Ueda H, et al. Different characteristics of peripartum cardiomyopathy between patients complicated with and without hypertensive disorders. -Results from the Japanese Nationwide survey of peripartum cardiomyopathy. Circ J. 2011; 75: 1975-81.
14) Lee S, Cho GJ, Park GU, et al. Incidence, risk factors, and clinical characteristics of peripartum cardiomyopathy in South Korea. Circ Heart Fail. 2018; 11: e004134.
15) Wu VC, Chen TH, Yeh JK, et al. Clinical outcomes of peripartum cardiomyopathy: a 15-year nationwide population-based study in Asia. Medicine. 2017; 96: e8374.
16) Lim CP, Sim DK. Peripartum cardiomyopathy: experience in an Asian tertiary centre. Singapore Med J. 2013; 54: 24-7.
17) Samonte VI, Ngalob QG, Mata GD, et al. Clinical and echocardiographic profile and outcomes of peripartum cardiomyopathy: the Philippine General Hospital experience. Heart Asia. 2013; 5: 245-9.
18) Hasan JA, Qureshi A, Ramejo BB, et al. Peripartum cardiomyopathy characteristics and outcome in a tertiary care hospital. J Pak Med Assoc. 2010; 60: 377-80.
19) Liu H, Xu JW, Zhao XD, et al. Pregnancy outcomes in women with heart disease. Chin Med J. 2010; 123: 2324-30.
20) Chee KH, Azman W. Prevalence and outcome of peripartum cardiomyopathy in Malaysia. Int J Clin Pract. 2009; 63: 722-5.
21) Pandit V, Shetty S, Kumar A, et al. Incidence and outcome of peripartum cardiomyopathy from a tertiary hospital in South India. Trop Doct. 2009; 39: 168-9.
22) Sliwa K, Mebazaa A, Hilfiker-Kleiner D, et al. Clinical characteristics of patients from the worldwide registry on peripartum cardiomyopathy (PPCM): EURObservational Research Programme in conjunction with the Heart Failure Association of the European Society of Cardiology Study Group on PPCM. Eur J Heart Fail. 2017; 19: 1131-41.
23) Sliwa K, Hilfiker-Kleiner D, Mebazaa A, et al. EURObservational Research Programme: a worldwide registry on peripartum cardiomyopathy (PPCM) in conjunction with the Heart Failure Association of the European Society of Cardiology Working Group on PPCM. Eur J Heart Fail. 2014; 16: 583-91.
24) Ersbøll AS, Johansen M, Damm P, et al. Peripartum cardiomyopathy in Denmark: a retrospective, population-based study of incidence, management and outcome. Eur J Heart Fail. 2017; 19: 1712-20.
25) Barasa A, Rosengren A, Sandstrom TZ, et al. Heart failure in late pregnancy and postpartum: incidence and long-term mortality in Sweden from 1997 to 2010. J Card Fail. 2017; 23: 370-8.
26) Sebillotte CG, Deligny C, Hanf M, et al. Is African descent an independent risk factor of peripartum cardiomyopathy? Int J Cardiol. 2010; 145: 93-4.
27) Fett JD, Christie LG, Carraway RD, et al. Five-year prospective study of the incidence and prognosis of peripartum cardiomyopathy at a single institution. Mayo Clin Proc. 2005; 80: 1602-6.
28) Sagy I, Salman AA, Kezerle L, et al. Peripartum cardiomyopathy is associated with increased uric acid concentrations: A population based study. Heart Lung. 2017; 46: 369-74.
29) Isezuo SA, Abubakar SA. Epidemiologic profile of peripartum cardiomyopathy in a tertiary care hospital. Ethn Dis. 2007; 17: 228-33.
30) Cenac A, Djibo A. Postpartum cardiac failure in Sudanese-Sahelian Africa: clinical prevalence in western Niger. Am J Trop Med Hyg. 1998; 58: 319-23.

31) Desai D, Moodley J, Naidoo D. Peripartum cardiomyopathy: experiences at King Edward VIII Hospital, Durban, South Africa and a review of the literature. Trop Doct. 1995; 25: 118-23.

32) Suliman A. The state of heart disease in Sudan. Cardiovasc J Afr. 2011; 22: 191-6.

33) Gentry MB, Dias JK, Luis A, et al. African-American women have a higher risk for developing peripartum cardiomyopathy. J Am Coll Cardiol. 2010; 55: 654-9.

34) Horne BD, Rasmusson KD, Alharethi R, et al. Genome-wide significance and replication of the chromosome 12p11.22 locus near the PTHLH gene for peripartum cardiomyopathy. Circ Cardiovasc Genet. 2011; 4: 359-66.

35) Herman DS, Lam L, Taylor MR, et al. Truncations of titin causing dilated cardiomyopathy. N Engl J Med. 2012; 366: 619-28.

36) van Spaendonck-Zwarts KY, van Tintelen JP, van Veldhuisen DJ, et al. Peripartum cardiomyopathy as a part of familial dilated cardiomyopathy. Circulation 2010; 121: 2169-75.

37) Morales A, Painter T, Li R, et al. Rare variant mutations in pregnancy-associated or peripartum cardiomyopathy. Circulation. 2010; 121: 2176-82.

38) Karaye KM, Yahaya IA, Lindmark K, et al. Serum selenium and ceruloplasmin in nigerians with peripartum cardiomyopathy. Int J Mol Sci. 2015; 16: 7644-54.

39) Fillmore SJ, Parry EH. The evolution of peripartal heart failure in Zaria, Nigeria. Some etiologic factors. Circulation. 1977; 56: 1058-61.

40) Sanderson JE, Adesanya CO, Anjorin FI, et al. Postpartum cardiac failure--heart failure due to volume overload? Am Heart J. 1979; 97: 613-21.

41) Pearson GD, Veille JC, Rahimtoola S, et al. Peripartum cardiomyopathy: National Heart, Lung, and Blood Institute and Office of Rare Diseases (National Institutes of Health) workshop recommendations and review. JAMA. 2000; 283: 1183-8.

42) Sliwa K, Hilfiker-Kleiner D, Petrie MC, et al. Current state of knowledge on aetiology, diagnosis, management, and therapy of peripartum cardiomyopathy: a position statement from the Heart Failure Association of the European Society of Cardiology Working Group on peripartum cardiomyopathy. Eur J Heart Fail. 2010; 12: 767-78.

43) Elkayam U, Akhter MW, Singh H, et al. Pregnancy-associated cardiomyopathy: clinical characteristics and a comparison between early and late presentation. Circulation. 2005; 111: 2050-5.

44) McNamara DM, Elkayam U, Alharethi R, et al. Clinical outcomes for peripartum cardiomyopathy in North America: results of the IPAC Study (Investigations of Pregnancy-Associated Cardiomyopathy). J Am Coll Cardiol. 2015; 66: 905-14.

45) Tanaka H, Katsuragi S, Osato K, et al. The increase in the rate of maternal deaths related to cardiovascular disease in Japan from 1991-1992 to 2010-2012. J Cardiol. 2017; 69: 74-8.

46) Dhesi S, Savu A, Ezekowitz JA, et al. Association between diabetes during pregnancy and peripartum cardiomyopathy: a population-level analysis of 309,825 women. Can J Cardiol. 2017; 33: 911-7.

47) Isogai T, Kamiya CA. Worldwide incidence of peripartum cardiomyopathy and overall maternal mortality. Int Heart J. 2019. https://doi.org/10.1536/ihj.18-729[Epub ahead of print]

〈磯貝俊明〉

第IV章 リスク因子

SECTION 1 妊娠高血圧症候群

> **要約** summary
> - 妊娠高血圧症候群は周産期心筋症のリスク因子である．
> - 妊娠高血圧症候群では，浮腫や肺水腫など周産期心筋症と類似した臨床症状を認めることがあるが，両者は必ずしも同じ病態とは限らない．
> - 周産期心筋症と妊娠高血圧症候群両方の成因に，血管液性因子が関与すると考えられている．

妊娠高血圧症候群（hypertensive disorders of pregnancy：HDP　本邦における英文表記は，これまで pregnancy induced hypertension：PIH であったが上記に変更となった）は母児予後に影響を与える代表的な妊娠合併症である．帝王切開率の上昇[1]やHELLP症候群[2]，早産[2,3]，低出生体児[1-3]の増加などを惹起し，下記のように定義・分類される．HDPは全妊娠の5.2〜8.2％，妊娠高血圧は1.8〜4.4％，妊娠高血圧腎症は0.2〜9.2％に合併する[4]と報告されている．

[1] 定義と臨床分類について[5]

❶ 定義

妊娠時に高血圧を認めた場合，HDPとする．

❷ 病型分類

HDPは妊娠高血圧腎症，妊娠高血圧，加重型妊娠高血圧腎症，高血圧合併妊娠の4つに病型分類される．

1）妊娠高血圧腎症：preeclampsia（PE）
① 妊娠20週以降に初めて高血圧を発症し，かつ蛋白尿を伴うもので，分娩12週までに正常に復する場合．
② 妊娠20週以降に初めて発症した高血圧に，蛋白尿を認めなくても以下のいずれかを認める場合で，分娩12週までに正常に復する場合．
　i）基礎疾患のない肝腎機能障害（肝酵素上昇［ALTもしくはAST＞40IU/L］，治療に反応せず他の診断がつかない重度の持続する右季肋部痛もしくは心窩部痛）

ⅱ）進行性の腎障害（Cr＞1.0 mg/dL，他の腎疾患は否定）
　　ⅲ）脳卒中，神経障害（間代性痙攣・子癇・視野障害・一次性頭痛を除く頭痛など）
　　ⅳ）血液凝固障害（HDP に伴う血小板減少［＜15万/μL］・DIC・溶血）
　③妊娠 20 週以降に初めて発症した高血圧に，蛋白尿を認めなくても子宮胎盤機能不全（胎児発育不全[*1]，臍帯動脈血流波形異常[*2]，死産[*3]）を伴う場合．

2）妊娠高血圧: gestational hypertension（GH）
　妊娠 20 週以降に初めて高血圧を発症し，分娩 12 週までに正常に復する場合で，かつ妊娠高血圧腎症の定義に当てはまらないもの．

3）加重型妊娠高血圧腎症: superimposed preeclampsia（SPE）
　①高血圧が妊娠前あるいは妊娠 20 週までに存在し，妊娠 20 週以降に蛋白尿，もしくは基礎疾患のない肝腎機能障害，脳卒中，神経障害，血液凝固障害のいずれかを伴う場合．
　②高血圧と蛋白尿が妊娠前あるいは妊娠 20 週までに存在し，妊娠 20 週以降にいずれかまたは両症状が増悪する場合．
　③蛋白尿のみを呈する腎疾患が妊娠前あるいは妊娠 20 週までに存在し，妊娠 20 週以降に高血圧が発症する場合．
　④高血圧が妊娠前あるいは妊娠 20 週までに存在し，妊娠 20 週以降に子宮胎盤機能不全を伴う場合．

4）高血圧合併妊娠: chronic hypertension（CH）
　高血圧が妊娠前あるいは妊娠 20 週までに存在し，加重型妊娠高血圧腎症を発症していない場合．

[*1] 胎児発育不全の定義は，日本超音波医学会の分類「超音波胎児計測の標準化と日本人の基準値」に従い胎児推定体重が－1.5SD 以下となる場合とする．染色体異常のない，もしくは，奇形症候群のないものとする．
[*2] 臍帯動脈血流波形異常は，臍帯動脈血管抵抗の異常高値や血流途絶あるいは逆流を認める場合とする．
[*3] 死産は，染色体異常のない，もしくは，奇形症候群のない死産の場合とする．

❸ HDP における高血圧と蛋白尿の診断基準
　1）収縮期血圧 140mmHg 以上，または，拡張期血圧 90mmHg 以上の場合を高血圧と診断する．
　2）次のいずれかに該当する場合を蛋白尿と診断する．
　　①24 時間尿で 300mg/日以上の蛋白尿が検出された場合．
　　②随時尿で protein/creatinine（P/C）比が 0.3mg/mg・Cr 以上である場合．
　3）24 時間蓄尿や随時尿での P/C 比測定のいずれも実施できない場合には，2 回以上の随時尿を用いたペーパーテストで 2 回以上連続して尿蛋白 1 ＋以上陽性が検出された場合を蛋白尿と診断することを許容する．

❹ 症候による亜分類

1）重症について
　次のいずれかに該当するものを重症と規定する．なお，軽症という用語はハイリスクでない妊娠高血圧症候群と誤解されるため，原則用いない．
　①妊娠高血圧・妊娠高血圧腎症・加重型妊娠高血圧腎症・高血圧合併妊娠において，血圧が次の

いずれかに該当する場合．収縮期血圧 160 mmHg 以上の場合，拡張期血圧 110 mmHg 以上の場合．
② 妊娠高血圧腎症・加重型妊娠高血圧腎症において，母体の臓器障害または子宮胎盤機能不全を認める場合．
・蛋白尿の多寡による重症分類は行わない．

2）発症時期による病型分類
妊娠 34 週未満に発症するものは，早発型（early onset type：EO）
妊娠 34 週以降に発症するものは，遅発型（late onset type：LO）

また，文献 5 の「付記 3．関連疾患」には，周産期心筋症が「心疾患の既往のなかった女性が，妊娠・産褥期に突然心不全を発症し，重症例では死亡に至る疾患である．HDP は重要なリスク因子となる」とあげられている．

[2] 病態

妊娠高血圧腎症の病因・病態は現在でも不明な点が多い．しかし，近年 "two stage disorder theory"[6] が提唱され，その病因の一部として広く認識されている．この理論では，胎盤における絨毛細胞の螺旋動脈への侵入不足によるリモデリング不全[7]が起こり，胎盤の血流不全・発育不全が起こることが妊娠高血圧腎症の病態の第一段階とされている．胎盤虚血による低酸素状態では絨毛細胞での soluble fms like tyrosine kinase-1（sFlt-1）の産生が刺激され[8,9]，胎盤増殖因子 placental growth factor（PlGF）の産生が抑制される[10]．sFlt-1 は血管内皮増殖因子である vascular endothelial growth factor（VEGF）の可溶性受容体である．PlGF は VEGF ファミリーの一因子で sFlt-1 のリガンドである．そのため妊娠高血圧腎症では VEGF 受容体（Flt-1）と free VEGF，PlGF の結合が十分できず，胎盤での血管新生が抑制される．また，脱落膜の低酸素状態は hypoxia-inducible factor-1α（HIF-1α）の産生を増加させる．HIF-1α は TGF-β3 産生増加を介して正常胎盤に必要な絨毛細胞の侵入を抑制し，絨毛細胞での soluble endoglin（sEng）の産生を増加させる[11-13]．sEng は TGF-β の可溶性受容体で，TGF-β1 の血管弛緩作用を抑制[14]し，低酸素状態をさらに悪化させる．第二段階として，これらの因子は母体循環に移動して，sFlt-1 は血管内皮細胞機能を障害し，高血圧や臓器障害を惹起する[15]．sEng も血管内皮機能を障害する[16]．しかし，これだけでは妊娠高血圧症候群の多様な病態を説明することは難しく，今後の研究が待たれる．このほかにもレニン・アンジオテンシン系の関与が報告されている．

[3] 妊娠高血圧症候群と周産期心筋症

妊娠高血圧腎症を含めた妊娠高血圧症候群は，周産期心筋症のリスク因子である[17,18]．Bello N. らによるメタアナリシスでは，21 研究 979 例の周産期心筋症症例のうち 22％が妊娠高血圧腎症を発症しており，これは妊娠高血圧腎症の一般発症率を大きく上回っていた．また，さらに 9 研究を加えた計 1,456 例の解析では，妊娠関連高血圧（妊娠高血圧腎症，妊娠高血圧，高血圧合併妊娠）は周産期心

筋症の37%（29〜45%）に発症していた[19]．また，アメリカ合衆国の6州で行われた研究では，535例の周産期心筋症症例の29.3%に妊娠高血圧腎症が，46.9%に高血圧合併が認められ，周産期心筋症発症に対するオッズ比はそれぞれ13.6（95% CI：11.3-16.4），13.1（95% CI：11.0-15.5）であった[20]．周産期心筋症は子癇（eclampsia）にも関連してみられる．カリフォルニアのpopulation-based studyでは，1,888名の子癇女性における周産期心筋症の発症オッズ比は12.9[21]，アメリカ合衆国におけるnation-wide population-based studyにおいても有意に関連が認められた[22]．

妊娠高血圧症候群では，浮腫や肺水腫[23]をきたすことがあるが，これらは主として母体の血管内皮細胞障害の結果である．母体の血管内皮細胞障害は血管透過性を亢進させ，浮腫を惹起する[24,25]と考えられ，必ずしも周産期心筋症と同じ病態ではないことに注意が必要である．南アフリカの単施設で30例の周産期心筋症と53例の妊娠関連高血圧（妊娠高血圧腎症，妊娠高血圧，高血圧合併妊娠，子癇，産褥期の高血圧）に伴う心機能障害を比較した研究では，後者は典型的には分娩前より存在し，心肥大を認めるがEFは比較的保たれており，周産期心筋症より心予後は良好と報告している[26]．妊娠高血圧腎症では，心機能障害の臨床症状はなくても，心エコー検査では種々のパラメーター（E/E'，myocardial performance index, and myocardial strain）において，左室拡張障害との関連が報告されている[27-29]．つまり妊娠高血圧腎症は明らかに心毒性を誘導するものの，臨床症状には現れないこともあれば，EFは保ちながら肺水腫を認めることもあり，また周産期心筋症に類似した症状を起こすこともある．しかし，同時に周産期心筋症は重症妊娠高血圧腎症の一徴候ではないという認識も重要である．妊娠高血圧腎症の90%以上は，たとえ重症であったとしても心機能低下は起こさないし，周産期心筋症の少なくとも半数では妊娠高血圧腎症の併発はない[18]．このように，この両疾患は非常に強い関係をもち，かつオーバーラップしている部分もあるものの，異なる疾患と考えられている．

[4] 周産期心筋症とsFlt-1

周産期心筋症と妊娠高血圧腎症両方の成因に関与すると考えられている血管液性因子に，sFlt-1がある．Patten IS．らは，周産期心筋症モデルマウスを用いて周産期心筋症の発症におけるsFlt-1の関連を報告した[30]．Proliferator-activated receptor-gamma coactivator-1α（PGC-1α）は，STAT3と同様，心臓を活性酸素から保護するmanganese superoxide dismutase（MnSOD）を介して活性酸素を抑制する．加えてPGC-1αはVEGFの発現を誘導する[31]．つまり心筋PGC-1α欠損マウスは，anti-vascular 16-kDa prolactin-mediated pathwayを活性化する系とVEGFを介する系を阻害することによって血管毒性を有する．野生型マウスにsFlt-1を投与すると，左室拡張障害をきたし，心筋PCG-1α欠損非妊娠マウスにsFlt-1を投与すると，左室収縮障害もきたした[31]．さらに心筋PGC1-α欠損妊娠マウスは重度の周産期心筋症を発症し，血管新生を促進する治療によって改善された[30]．

ヒトでは，妊娠後期にsFlt-1をはじめとするホルモンが胎盤より分泌されているが，妊娠高血圧腎症[32]や双胎妊娠[33]ではさらに上昇していることが報告されている．このような状況下では母体心臓は多くのsFlt-1にさらされており，このことが周産期心筋症と妊娠高血圧腎症や双胎妊娠との関連を示唆する疫学研究の裏づけとなっている可能性がある．また，小規模な研究ではあるが正常妊娠女

性ではsFlt-1は分娩後48〜72時間で正常値に復すが[34]，周産期心筋症女性では産後も5〜10倍の高値であった[30]．また，IPAC studyでは周産期心筋症女性において，血中のsFlt-1レベルは心不全の重症度や心予後と関連していた[35]．これらのことから，周産期心筋症とsFlt-1との関連が予想され，周産期心筋症のうちある一定の割合が妊娠高血圧腎症と関連していると考えられる[30]．

■引用文献

1) Gofton EN, Capewell V, Natale R, et al. Obstetrical intervention rates and maternal and neonatal outcomes of women with gestational hypertension. Am J Obstet Gynecol. 2001; 185: 798-803.

2) Barton JR, O'brien JM, Bergauer NK, et al. Mild gestational hypertension remote from term: progression and outcome. Am J Obstet Gynecol. 2001; 184: 979-83.

3) Villar J, Carroli G, Wojdyla D, et al. World Health Organization Antenatal Care Trial Research Group. Preeclampsia, gestational hypertension and intrauterine growth restriction, related or independent condition? Am J Obstet Gynecol. 2006; 194: 921-31.

4) Umesawa M, Kobashi G. Epidemiology of hypertensive disorders in pregnancy. Hypertens Res. 2017; 20: 213-20.

5) 日本妊娠高血圧学会．妊娠高血圧症候群 新定義・分類 運用上のポイント．東京：メジカルビュー社；2019．

6) Roberts JM. Preeclampsia: what we know and what we do not know. Semin Perinatol. 2000; 24: 24-8.

7) Pijnenborg R, Anthony J, Davey DA, et al. Placental bed spiral arteries in the hypertensive disorders of pregnancy. Br J Obstet Gynecol. 1991; 98: 648-55.

8) Karumanchi SA, Bdolah Y. Hypoxia and sFlt-1 in preeclampsia: the "chicken-and-egg" question. Endocrinology. 2004; 145: 4835-7.

9) Nagamatsu T, Fujii T, Kusumi M, et al. Cytotrophoblasts up-regulate soluble fms-like tyrosine kinase-1 expression under reduced oxygen: an implication for the placental vascular development and the pathophysiology of preeclampsia. Endocrinology. 2004; 145: 4838-45.

10) Khaliq A, Dunk C, Jiang J, et al. Hypoxia down-regulates placenta growth factor, whereas fetal growth restriction up-regulates placenta growth factor expression: molecular evidence for "placental hypoxia" in intrauterine growth restriction. Lab Invest. 1999; 79: 151-70.

11) Caniggia I, Grisaru-Gravnosky S, Kuliszewsky M, et al. Inhibition of TGF-beta 3 restores the invasive capability of extravillous trophoblasts in preeclamptic pregnancies. J Clin Invest. 1999; 103: 1641-50.

12) Gilbert JS, Gilbert SA, Arany M, et al. Hypertension produced by placental ischemia in pregnant rats is associated with increased soluble endoglin expression. Hypertension. 2009; 53: 399-403.

13) Gu Y, Lewis DF, Wang Y. Placental productions and expression of soluble endoglin, soluble fms-like tyrosine kinase receptor-1, and placental growth factor in normal and preeclamptic pregnancies. J Clin Endocrinol Metab. 2008; 93: 260-6.

14) Wang A, Rana S, Karumanchi SA. Preeclampsia: the role of angiogenic factors in its pathogenesis. Physiology (Bethesda). 2009; 24: 147-58.

15) Ahmed S, Hewett PW, Al-Ani B, et al. Autocrine activity of soluble Flt-1 controls endothelial cell function and angiogenesis. Vasc Cell. 2011; 3: 15.

16) Walshe TE, Saint-Geniez M, Maharaji AS, et al. TGF-beta is required for vascular barrier

17) Sliwa K, Hilfiker-Kleiner D, Petrie MC, et al. Current state of knowledge on aetiology, diagnosis, management, and therapy of peripartum cardiomyopathy: a position statement from the Heart Failure Association of the European Society of Cardiology Working Group on peripartum cardiomyopathy. Eur J Heart Fail. 2010; 12: 767-78.

18) Arany Z, Elkayam U. Peripartum cardiomyopathy. Circulation. 2016; 133: 1397-409.

19) Bello N, Rendon IS, Arany Z. The relationship between pre-eclampsia and peripartum cardiomyopathy: a systematic review and meta-analysis. J Am Coll Cardiol. 2013; 62: 1715-23.

20) Kao DP, Hsich E, Lindenfeld J. Characteristics, adverse events, and racial differences among delivering mothers with peripartum cardiomyopathy. JACC Heart Fail. 2013; 1: 409-16.

21) Fong A, Chau CT, Pan D, et al. Clinical morbidities, trends, and demographics of eclampsia: a population-based study. Am J Obstet Gynecol. 2013; 209: 229.e1-7.

22) Kolte D, Khera S, Aronow WS, et al. Temporal trends in incidence and outcomes of peripartum cardiomyopathy in the United States: a nationwide population-based study. J Am Heart Assoc. 2014; 3: e001056.

23) Dennis AT, Solnordal CB. Acute pulmonary oedema in pregnant women. Anaesthesia. 2012; 67: 646-59.

24) Friedman SA, Taylor RN, Roberts JM. Pathophysiology of preeclampsia. Clin Perinatol. 1991; 18: 661-82.

25) Granger JP, Alexander BT, Llinas MT, et al. Pathophysiology of hypertension during preeclampsia linking placental ischemia with endothelial dysfunction. Hypertension. 2001; 38: 718-22.

26) Ntusi NB, Badri M, Gumedze F, et al. Pregnancy associated heart failure: a comparison of clinical presentation and outcome between hypertensive heart failure of pregnancy and idiopathic peripartum cardiomyopathy. PLoS One. 2015; 10: e0133466.

27) Melchiorre K, Sutherland GR. Baltabaeva A, et al. Maternal cardiac dysfunction and remodeling in women with preeclampsia at term. Hypertension. 2011; 57: 85-93.

28) Melchiorre K, Sutherland GR, Liberati M, et al. Preeclampsia is associated with persistent postpartum cardiovascular impairment. Hypertension. 2011; 58: 709-15.

29) Shahul S, Rhee J, Hacker MR, et al. Subclinical left ventricular dysfunction in preeclamptic women with preserved left ventricular ejection fraction: a 2D speckle-tracking imaging study. Circ Cardiovasc Imaging. 2012; 5: 734-9.

30) Patten IS, Rana S, Shahul S, et al. Cardiac angiogenic imbalance leads to peripartum cardiomyopathy. Nature. 2012; 485: 333-8.

31) Arany Z, Foo SY, Ma Y, et al. HIF-independent regulation of VEGF and angiogenesis by the transcriptional coactivator PGC-1alpha. Nature. 2008; 451: 1008-12.

32) Powe CE, Levine RJ, Karumanchi SA. Preeclampsia, a disease of the maternal endothelium: the role of antiangiogenic factors and implications for later cardiovascular disease. Circulation. 2011; 123: 2856-69.

33) Goland S, Modi K, Hatamizadeh P, et al. Differences in clinical profile of African-American women with peripartum cardiomyopathy in the United States. J Card Fail. 2013; 19: 214-8.

34) Maynard SE, Min JY, Merchan J, et al. Excess placental soluble fms-like tyrosine kinase 1 (sFlt1) may contribute to endothelial dysfunction, hypertension, and proteinuria in preeclampsia. J Clin Invest. 2003; 111: 649-58.

35) Damp J, Givertz MM, Semigran M, et al. Relaxin-2 and soluble Flt1 levels in peripartum cardiomyopathy: results of the multicenter IPAC study. JACC Heart Fail. 2016; 4: 380-8.

〈三戸麻子〉

SECTION 2 多胎

> **要約**
> - 多胎妊娠は，周産期心筋症のリスク因子である．
> - 多胎が多くなる因子と周産期心筋症のリスク因子に共通点（人種，年齢，経産など）がある．
> - 多胎によってもたらされる周産期心筋症のリスク因子として，循環血漿量のさらなる増加，妊娠高血圧症候群，切迫早産，帝王切開分娩などがある．

　周産期心筋症は，その病態も解明途上ではあるものの，これまでの知見からいくつかのリスク因子があげられており，多胎はその1つとされている．全妊娠の中で多胎の割合は，日本においておよそ1.0％であるが[1]，周産期心筋症の中で多胎の割合は6〜13％[3]である．周産期心筋症の発症頻度は1：300〜4000とされているので[2-4]，多胎妊娠における周産期心筋症発症頻度はおよそ1：50〜600となる．

　周産期心筋症の病態には多くの要因が絡んでいると考えられる．多胎妊娠は，生理的特徴として，子宮の増大や循環血漿量の増加が単胎妊娠より大きく，この心臓への負荷が周産期心筋症のリスク要因と考えられる．また多胎妊娠は，産科合併症の発生率が単胎妊娠に比べて高く，その産科合併症の中に妊娠高血圧症候群や切迫早産など周産期心筋症の要因と深く関連しているものがある．このように多胎妊娠は，直接的にあるいは間接的に，周産期心筋症のリスクを上げる．

[1] 疫学的要素

　双胎は，おおよそ一絨毛膜と二絨毛膜に分かれる．端的には胎盤の数であるが，二絨毛膜でも胎盤同士が癒合して一見すると1つに見えることがあり，妊娠管理上は妊娠初期の超音波診断で鑑別する．なお，一絨毛膜はほとんどが一卵性であるが，二絨毛膜は二卵性とは限らず，一卵性双胎のおよそ3分の1は受精後早期に分離し二絨毛膜となる．

　自然妊娠の二卵性双胎は地域差／人種差により発生頻度が異なり，たとえば，日本では0.13％，アメリカやヨーロッパでは0.8％，ナイジェリアでは5％，と報告されている[5]．一方で，一絨毛膜双胎の発生頻度は地域人種を問わずおよそ0.3〜0.5％であり[6]，二絨毛膜双胎の差がそのまま，多胎妊娠の頻度の地域差／人種間差となっている．この地域差，すなわちアフリカに多く日本に少ないという特徴は，周産期心筋症発症の地域差と類似している．また，現在の多胎妊娠の頻度は，排卵誘発や体外受精などの不妊治療の影響が大きく，この影響も地域差に現れているかもしれない．また，年齢が

上がるほど，経産回数が増えるほど，過排卵の傾向にあり二絨毛膜双胎の頻度が高いことが知られている[6]．

このように，「アフリカ人家系」，「高年齢」，「多産」などは多胎と周産期心筋症の双方に共通するリスク因子である．この関連が，偶発的なのか，多胎に周産期心筋症が多くなる何らかの理由となっているのかは，現在のところ不明である．なお，多胎の膜性の違いにより周産期心筋症の発症に差があるという報告は今のところない．

[2] 生理的変化

周産期心筋症の発症の機序には未だ不明な点があるが，循環血漿量の増加による心負荷の増大は発症に寄与している可能性がある．単胎妊娠では循環血漿量が非妊時の 40〜50％まで増加し[7,8]心臓の物理的負担が増加するが，多胎の場合は単胎よりも循環血漿量がさらに 20％増加し[6,9]，この負担の増加が周産期心筋症の発症に寄与している可能性がある．

[3] 妊娠高血圧症候群（→ IV-1 参照）

妊娠高血圧症候群は，周産期心筋症の発症リスクとして最も重要視されている因子である．妊娠高血圧症候群は全妊娠の中での 7〜10％にみられるが，多胎ではオッズ比 2.04 と上昇する[10]．すなわち，多胎妊娠は妊娠高血圧症候群のリスク上昇に伴い，周産期心筋症のリスクを上げている可能性がある．妊娠高血圧症候群は単一の病態ではなく，多胎によってリスクが上昇する部分と周産期心筋症のリスクとなる部分に共通性があるかは，今後の課題である．

[4] 切迫早産（→ IV-3 参照）

切迫早産の治療は周産期心筋症発症のリスクである．多胎妊娠において早産が多いが，子宮容量が大きいなどからも想像に難くない．双胎の平均在胎週数は約 37 週であり，48〜54％が 37 週未満，10〜15％が 32 週未満の早産，これが三胎妊娠となると，平均在胎週数が 37 週未満の早産が 92〜97％，32 週未満の早産が 33〜45％である[7]．それだけ多胎妊娠の管理の中で，切迫早産治療の機会も多くなり，周産期心筋症発症のリスクが高くなる可能性がある．

[5] 帝王切開分娩

帝王切開分娩は経腟分娩より，周産期心筋症の発症頻度が高い[3]．その機序については明らかになっていないが，経腟分娩においては陣痛発作のたびに母体循環への負荷と解除が繰り返され分娩に至るのに対し，帝王切開，特に陣痛発来前の選択的帝王切開では，定常状態からきわめて短時間に分娩に至り母体循環へ負荷がかかると推察される．分娩第 2 期以降の緊急帝王切開では経腟分娩にきわめて近いかもしれない．

多胎の分娩様式はこの 20〜30 年で大きく変化した．現在では分娩様式は施設間で差があり，原則

帝王切開としている施設もあれば，積極的に経腟分娩を試行する施設もある．単胎に比べれば帝王切開率ははるかに高いが，このことも，多胎における周産期心筋症の発症頻度を上げている可能性がある．

　周産期心筋症の発症の時期，すなわち分娩前か後かで，分娩様式による母体心負荷の相違が，周産期心筋症発症のリスクに関連するかもしれない．陣痛発来前の選択的帝王切開例の分娩前発症であれば，分娩様式による母体心負荷の相違は，発症には関与しない．実臨床で陣痛発来は明確に定義しにくいことも多く，発症のリスクとの関連を考察することを難しくしている．

■引用文献
1) 厚生労働省．平成28年（2016）人口動態統計（確定数）．2017. https://www.e-stat.go.jp/db-view?sid=0003214693
2) Sliwa K, Fett J, Elkayam U. Peripartum cardiomyopathy. Lancet. 2006; 368: 687-93.
3) Mielniczuk LM, Williams K, Davis DR, et al. Frequency of peripartum cardiomycpathy. Am J Cardiol. 2006; 97: 1765-8.
4) Arany Z, Elkayam U. Peripartum Cardiomyopathy. Circulation. 2016; 133: 1397-409.
5) Practice Committee of American Society for Reproductive Medicine. Multiple gestation associated with infertility therapy: an American Society for Reproductive Medicine Practice Committee opinion. Fertil Steril. 2012; 97: 825-34.
6) Chasen ST, Chervenak FA. Twin pregnancy: prenatal issues. Post TW, ed. UpToDate. Waltham: UpToDate Inc. http://www.uptodate.com (Accessed on January 15, 2018.)
7) Foley MR. Maternal adaptations to pregnancy: Cardiovascular and hemodynamic changes. Post TW, ed. UpToDate. Waltham: UpToDate Inc. http://www.uptodate.com (Accessed on January 15, 2018.)
8) 班長　丹羽公一郎．循環器病の診断と治療に関するガイドライン（2009年度合同研究班報告）心疾患患者の妊娠・出産の適応，管理に関するガイドライン（2010年改訂版）．http://www.j-circ.or.jp/guideline/pdf/JCS2010niwa.h.pdf
9) Kametas NA, McAuliffe F, Krampl E, et al. Maternal cardiac function in twin pregnancy. Obstet Gynecol. 2003; 102: 806.
10) Duckitt K, Harrington D. Risk factors for pre-eclampsia at antenatal booking: systematic review of controlled studies. Br Med J. 2005; 330; 7491: 565-7.

〈兵藤博信〉

SECTION 3 切迫早産治療

> **要約** *summary*
> - βアゴニストの投与は周産期心筋症のリスク因子である．
> - βアゴニスト投与中は，副作用の出現に注意する．多胎や高年妊娠，高血圧症例への投与は，特に注意する．
> - βアゴニスト長期投与中は，随時，血漿 BNP 値測定など，心不全合併症を念頭においた診療が望ましい．

周産期心筋症のリスク因子として，切迫早産に対する薬物治療があげられる[1-4]．切迫早産の治療薬には，短時間作用型βアゴニスト，硫酸マグネシウム，オキシトシン受容体拮抗薬，カルシウムチャンネル拮抗薬，非ステロイド抗炎症薬（NSAIDs），黄体ホルモンなどがあるが，このうち周産期心筋症との関連で問題とされるのが短時間作用型βアゴニストである．

切迫早産に用いられる短時間作用型βアゴニストには，選択的β2刺激薬であるリトドリン塩酸塩のほか，イソクスプリン塩酸塩（ズファジラン®）やテルブタリン硫酸塩（ブリカニール®）などいくつかの薬剤があるが，現在，本邦における認可薬剤は，リトドリン塩酸塩とイソクスプリン塩酸塩（適応は切迫流産）である．アメリカではテルブタリン硫酸塩が使用可能となっているが，本邦では本剤は切迫早産治療薬として認可されていない．

βアゴニストに共通する問題は，心血管系リスクを抱えていることにある．これはβ1受容体とβ2受容体の交差反応によるもので，β1受容体刺激は心機能の亢進をもたらす．具体的には，洞調律の増加による心拍数増加とともに，心筋収縮力の増加により心拍出量の増加に至る．βアゴニストは，肺水腫や不整脈（心電図不整），高度頻脈（130＜）では心筋虚血/梗塞などの重大な副作用のリスクを抱えている[5]．また，βアゴニストは顆粒球減少症や横紋筋融解症など，他の重篤な副作用リスクも有している．

切迫早産治療薬の過去の流れをみると，1960年代にイソクスプリン塩酸塩が，その後，1970年代に西欧では（本邦では1980年代）リトドリン塩酸塩が切迫早産治療薬として導入されたという経緯のなか，Lampertらによりβアゴニストであるテルブタリン硫酸塩の長期投与と周産期心筋症との関連性が指摘された[6]．それ以降，βアゴニストの効果対副作用評価に関して多くの調査がなされ，現在，欧米ではβアゴニストの使用は短期投与（48時間以内）に制約されている[7]．ちなみに，欧州では，切迫早産治療薬としての第一選択薬はカルシウムチャンネル拮抗薬で，セカンドラインとしてオキシトシン受容体拮抗薬が推奨されている（本邦では両者とも未承認）[7]．また，米国では，主たる切迫早産治療薬は硫酸マグネシウム製剤で，一部でテルブタリン硫酸塩も用いられている．一方，本邦では，リトドリン塩酸塩が第一選択薬，セカンドラインに硫酸マグネシウム製剤となっており，長期投与（一般には7日以上）も実施されている．なお，βアゴニストの最大投与量や増量スケジュールは本邦と欧米でかなり異なっており，欧米における薬剤負荷量は本邦の約1.5倍となっている[7]．

表1 Comparison of tocolytics use in PPCM cases

	Haiti[8] (2005)	USA[9] (1971)	USA[1] (2005)		USA[10] (2009)	Japan[11] (2011)
No. of PPCM cases	98	27	100*	23**	182	102
Use of tocolytics	0	0	19* (19%)	6** (26%)	32 (18%)	14 (14%)

*: traditional PPCM, **: early PACM (pregnancy associated Cardiomyopathy)

βアゴニストと周産期心筋症発症例との関わりをみると **表1**，これまでの報告では，周産期心筋症症例の 14 ～ 20% で β アゴニストが使用されている[1, 9-12]．ただ，周産期心筋症の重篤度と β アゴニストの使用との間には有意な相関はみられていない[10]．また，本邦でのリトドリン塩酸塩市販後調査によると，2001 年から 2013 年までの 13 年間において，静脈投与の場合に心不全が 34 件発生し，うち，10 件で周産期心筋症との関連が報告されている[13]．本邦では，短時間作用型 β アゴニストは切迫早産に対する第一選択薬であることから，投与に際しては対象症例の評価（他のリスク因子の有無）とともに投与中の副作用の発現に十分注意することが求められる．その中で，血漿脳性ナトリウム利尿ペプチド（BNP）による評価が一助となることが期待される[12]（→ 付記 1 参照）．

■引用文献

1) Elkayam U, Akhter MW, Singh H, et al. Pregnancy-associated cardiomyopathy: clinical characteristics and a comparison between early and late presentation. Circulation. 2005; 111: 2050-5.
2) Regitz-Zagrosek V, Lundqvist CB, Borghi C, et al. ESC Guidelines on the management of cardiovascular diseases during pregnancy: the Task Force on the Management of Cardiovascular Diseases during Pregnancy of the European Society of Cardiology (ESC). Eur Heart J. 2011; 32: 3147-97.
3) Sliwa K, Fett J, Elkayam U. Peripartum cardiomyopathy. Lancet. 2006; 368: 687-93.
4) Abboud J, Murad Y, Chen-Scarabelli C, et al. Peripartum cardiomyopathy: a comprehensive review. Int J Cardiol. 2007; 118: 295-303.
5) Lam F, Gill P. β-Agonist tocolytic therapy. Obstet Gynecol Clin N Am. 2005; 32: 457-84.
6) Lampert MB, Hibbard J, Weinert L, et al. Peripartum heart failure associated prolonged tocolytic therapy. Am J Obstet Gynecol. 1993; 168: 493-5.
7) de Heus R, Mol BW, Erwich JJHM, et al. Adverse drug reactions to tocolytic treatment for preterm labor: prospective cohort study. BMJ. 2009; 338: b744.
8) NICE Guideline 25, Methods, evidence and recommendations. November 2015. https://www.nice.org.uk/guidance/ng25/evidence/full-guideline-2176838029
9) Fett JD, Christie LG, Carraway RD, et al. Five-year prospective study of the incidence and prognosis of peripartum cardiomyopathy at a single institution. Mayo Clin Proc. 2005; 80: 1602-6.
10) Demakis JG, Rahimtoola SH, Sutton GC, et al. Natural course of peripartum cardiomyopathy. Circulation. 1971; 44: 1053-61.
11) Goland S, Modi K, Bitar F, et al. Clinicla profile and predictors of complications in peripartum cardiomyopathy. J Cardiac Fail. 2009; 15: 645-50.
12) Kamiya CA, Kitakaze M, Ishibashi-Ueda H, et al. Different characteristics of peripartum cardiomyopathy between patients complicated with and without hypertensive disorders-

results from the Japanese nationwide survey of peripartum cardiomyopathy. Circ J. 2011; 75: 1975-81.
13) キッセイ薬品工業. 欧州における短時間作用型β刺激薬に対する措置ならびに日欧におけるリトドリン（ウテメリン製剤）の使用方法, 有効性及び安全性の情報について. 2014. http://di.kissei.co.jp/vcms_lf/re245001.pdf

〈増井好穂　西口富三〉

 高年妊娠

要約 summary

- 高年妊娠は, 日本, 欧米では周産期心筋症のリスク因子である.
- 出産年齢の高年化に伴い, 周産期心筋症の発症率増加の可能性が指摘されている.

[1] 出産年齢と周産期心筋症発症の関係

　最初に出産年齢が周産期心筋症のリスク因子としてあげられたのは, 1971年に報告されたアメリカのDemakisらのデータ[1,2]である. 27人の周産期心筋症のうち48%が30歳以上であり, 一般妊婦の23%が30歳以上に対して高率であった. それ以降, そのメカニズムは未だ明らかでないが30歳以上で周産期心筋症発症が多いと考えられてきた.

　一方, ハイチや南アフリカでのアフリカ系人種のデータでは, 周産期心筋症の年齢がコントロール群（一般妊婦や高血圧性心不全合併妊婦）と年齢の差がなかったことや, 10歳代でも周産期心筋症を発症していることより, 年齢は周産期心筋症の重要なリスク因子ではなかったと結論づけている[3-7]. アジアでの報告は少なく, コントロール群のない少人数の記述的研究のみであるが, インドでは周産期心筋症の83%が21〜30歳であり, 初産や栄養不良もリスク因子としてあげられており, これまで考えられてきたリスク因子とは異なっていた[8,9]. アメリカの研究においても, 年齢は周産期心筋症のリスク因子としては弱く, 若い年齢でも起きていることを報告しているものもある[10]. もともとは人種や地域によって周産期心筋症の発症率や死亡率は異なるため[11-15], リスク因子も異なるのではないかという見方が強まってきている. アメリカの大規模なNationalデータベース（2004〜2011年）を用いた研究[16]では, 周産期心筋症の35歳以上の割合は23.5%とコントロール群の14.3%に比べて高いが, 高齢出産の周産期心筋症リスクはアフリカ系アメリカ人よりも白人により高率に認めた. しかし, このデータにアジア人はほとんど含まれていない.

　日本における周産期心筋症のデータはきわめて少ない. 2007〜2014年のDPCデータベースからの記述的研究では, 周産期心筋症（283人）の平均年齢は32.7±5.5歳, 高血圧疾患の合併は47.3%であり[17], これはアメリカのデータに類似している. さらに日本の周産期心筋症に関しては, 妊娠高血圧症候群を合併した周産期心筋症のほうが, 合併しない周産期心筋症よりも高年齢という特徴があ

り，妊娠高血圧症候群合併周産期心筋症は，35～39歳での発症率が20～24歳と比較し10倍高いと報告されている[18]．このように出産年齢と周産期心筋症との関係は，人種や合併症の要素が深く関わっており，各データの背景を見極める必要がある．

[2] 出産年齢と周産期心筋症経過・予後との関係

出産年齢と周産期心筋症発症時期との関連は認められていない[19]．また，多くの論文で，出産年齢は周産期心筋症発症後の心機能回復[10,11,18,20]や死亡率[12,13,15,16,21-23]と関連しないとされている．心移植へ移行する周産期心筋症は20歳代とより若いとする論文[10]や，心不全発症からMechanical Circulatory Support装着までの時間が短いほど若いという特徴をあげているINTERMACSレジストリーのデータもある[24]．

[3] 出産年齢の高齢化との関係

女性の出産年齢は近年上昇してきている．アメリカでは35～39歳女性の初産率が1970年代半ばから上昇しはじめ，1973～2012年の間で約6.5倍に増加，40～44歳の初産率は1985～2012年の間で約4倍上昇している．この上昇傾向は，すべての人種でみられている[25]．日本においても，初産年齢の平均年齢は1970年の25.6歳から2016年の30.7歳と上昇しており，特に35～39歳では4.2%（1970年）→ 22.9%（2016年），40歳以上は0.5%（1970年）→ 5.6%（2016年）と上昇傾向を認めている[26]．また日米ともに，妊産婦死亡のうち心筋症（もしくは心血管疾患）関連の割合が増加しており[27,28]，アメリカではその70%が周産期心筋症と報告されている．実際に，アメリカの周産期心筋症発症率は1990～2002年の間で上昇しており[29]，これには周産期心筋症という疾患認識の普及率上昇の影響や，高度生殖補助医療（assisted reproductive technology：ART）の関与も大きいと考えられている．

出産年齢の高齢化に伴い，アメリカではARTの件数も増加している[30]．ARTで生まれた子供の数は，1997年から2000年までで44%上昇しており，約70%が30～39歳である．日本も同様であり，ART数は2004～2012年の間で3倍にも増えている[31]．そのため，ARTによる妊娠合併症も注目されている．ARTの方法によっては，年齢と関係なくART自体が妊娠高血圧症候群合併の独立したリスク因子となることも言われている[32,33]．しかしこれまでにARTと周産期心筋症の関連を示した研究データはない[34]．ARTを受ける女性の特徴と周産期心筋症のリスク因子がoverlapするため，ART自体が周産期心筋症のリスク因子になるかについては未だ明確ではないが，妊娠中の管理には十分注意をする必要がある．

■引用文献

1) Demakis JG, Rahimtoola SH. Peripartum Cardiomyopathy. Circulation. 1971; 44: 964-8.
2) Demakis JG, Rahimtoola SH, Sutton GC, et al. Natural course of peripartum cardiomyopathy. Circulation. 1971; 44: 1053-61.
3) Fett JD, Carraway RD, Dowell DL, et al. Peripartum cardiomyopathy in the Hospital Albert Schweitzer District of Haiti. Am J Obstet Gynecol. 2002; 186: 1005-10.

4) Fett JD, Christile LG, Carraway RD, et al. Five-year prospective study of the incidence and prognosis of peripartum cardiomyopathy at a single institution. Mayo Clin Proc. 2005; 80: 1602-6.
5) Fett JD, Carraway RD, Perry H, et al. Emerging insights into peripartum cardiomyopathy. J Health Popul Nutr. 2003; 21: 1-7.
6) Ntusi NB, Badri M, Gumedze F, et al. Pregnancy-associated heart failure: a comparison of clinical presentation and outcome between hypertensive heart failure of pregnancy and idiopathic peripartum cardiomyopathy. PLoS One. 2015; 10: e0133466.
7) Ntusi NB, Mayosi BM. Aetiology and risk factors of peripartum cardiomyopathy: a systematic review. Int J Cardiol. 2009; 131: 168-79.
8) Prasad GS, Bhupali A, Prasad S, et al. Peripartum cardiomyopathy -case series. Indian Heart J. 2014; 66: 223-6.
9) Mandal D, Mandal S, Mukherjee D, et al. Pregnancy and subsequent pregnancy outcomes in peripartum cardiomyopathy. J Obstet Gynaecol Res. 2011; 37: 222-7.
10) Amos AM, Jaber WA, Russell SD. Improved outcomes in peripartum cardiomyopathy with contemporary. Am Heart J. 2006; 152: 509-13.
11) McNamara DM, Elkayam U, Alharethi R, et al. Clinical outcomes for peripartum cardiomyopathy in North America: results of the IPAC study (Investigations of Pregnancy-Associated Cardiomyopathy). J Am Coll Cardiol. 2015; 66: 905-14.
12) Keogh AM, Freund J, Baron DW, et al. Predicts of prognosis in patients with peripartum cardiomyopathy. Am J Cardiol. 1988; 61: 418-22.
13) Sliwa K, Förster O, Libhaber E, et al. Peripartum cardiomyopathy: inflammatory markers as predictors of outcome in 100 prospectively studied patients. Eur Heart J. 2006; 27: 441-6.
14) Brar SS, Khan SS, Sandhu GK, et al. Incidence, Mortality, and racial differences in peripartum cardiomyopathy. Am J Cardiol. 2007; 100: 302-4.
15) Krishnamoorthy P, Garg J, Palaniswamy C, et al. Epidemiology and outcomes of peripartum cardiomyopathy in the United States: findings from the Nationwide Inpatient Sample. J Cardiovasc Med. 2016; 17: 756-61.
16) Afana M, Brinjikji W, Kao D, et al. Characteristics and in-hospital outcomes of peripartum cardiomyopathy diagnosed during delivery in the United States from the Nationwide Inpatient Sample (NIS) database. J Card Fail. 2016; 22: 512-9.
17) Isogai T, Matsui H, Tanaka H, et al. In-hospital management and outcomes in patients with peripartum cardiomyopathy: a descriptive study using a national inpatient database in Japan. Heart Vessels. 2017; 32: 944-51.
18) Kamiya CA, Kitakaze M, Ishibashi-Ueda H, et al. Different characteristics of peripartum cardiomyopathy between patients complicated with and without hypertensive disorders. -results from the Japanese Nationwide survey of peripartum cardiomyopathy-. Circ J. 2011; 75: 1975-81.
19) Elkayam U, Akhter MW, Singh H, et al. Pregnancy-associated cardiomyopathy: clinical characteristics and a comparison between early and late presentation. Circulation. 2005; 111: 2050-5.
20) Sliwa K, Skudicky D, Bergemann A, et al. Peripartum cardiomyopathy: analysis of clinical outcome, left ventricular function, plasma levels of cytokines and Fas/APO-1. J Am Coll Cardiol. 2000; 35: 701-5.
21) Bhattacharyya A, Basra SS, Sen P, et al. Peripartum cardiomyopathy: a review. Tex Heart Inst J. 2012; 39: 8-16.
22) Libhaber E, Sliwa K, Bachelier K, et al. Low systolic blood pressure and high resting heart rate as predictors of outcome in patients with peripartum cardiomyopathy. Int J Cardiol.

2015; 190: 376-82.

23) Goland S, Modi K, Bitar F, et al. Clinical profile and predictors of complications in peripartum cardiomyopathy. J Card Fail. 2009; 15: 645-50.

24) Loyaga-Rendon RY, Pamboukian SV, Tallaj JA, et al. Outcomes of patients with peripartum cardiomyopathy who received mechanical circulatory support. Data from the Interagency Registry for Mechanically Assisted Circulatory Support. Circ Heart Fail. 2014; 7: 300-9.

25) Matthews TJ, Hamilton BE. First births to older women continue to rise. NCHS Data Brief. 2014; 152: 1-8.

26) Statistics Bureau, Ministry of Internal Affairs and Communications. Statistical handbook of Japan. http://www.stat.go.jp/data/handbook/index.htm ,accessed May 25, 2018.

27) Whitehead SJ, Berg CJ, Chang J, et al. Pregnancy-related mortality due to cardiomyopathy: United States, 1991-1997. Obstet Gynecol. 2003; 102: 1326-31.

28) Tanaka H, Katsuragi S, Osato K, et al. The increase in the rate of maternal deaths related to cardiovascular disease in Japan from 1991-1992 to 2010-2012. J Cardiol. 2017; 69: 74-8.

29) Mielniczuk LM, Williams K, Davis DR, et al. Frequency of peripartum cardiomyopathy. Am J Cardiol. 2006; 97: 1765-8.

30) Reynolds MA, Schieve LA, Martin JA, et al. Trends in multiple births conceived using assisted reproductive technology, United States, 1997-2000. Pediatrics. 2003; 111: 1159-62.

31) Kushnir VA, Barad DH, Albertini DF, et al. Systematic review of worldwide trends in assisted reproductive technology 2004-2013. Reprod Biol Endocrinol. 2017; 15: 6.

32) Blázquez A, Garcia D, Rodriguez A, et al. Is oocyte donation a risk factor for preeclampsia? A systematic review and meta-analysis. J Assist Reprod Genet. 2016; 33: 855-63.

33) Levron Y, Dviri M, Segol I, et al. The 'immunologic theory' of preeclampsia revisited: a lesson from donor oocyte gestations. Am J Obstet Gynecol. 2014; 211: 383.

34) Shani H, Kuperstein R, Berlin A, et al. Peripartum cardiomyopathy-risk factors, characteristics and long-term follow-up. J Perinat Med. 2015; 43: 95-101.

〈森川 渚　福本義弘〉

第 V 章 病因

　周産期心筋症の病因・病態を考えるうえで最も重要なことは,「除外診断病名であるため,現時点では,多様な疾患背景を含む疾患群」ということである．臨床像からは,妊娠高血圧症候群や遺伝性心筋症などの異なる背景の患者の混在がうかがわれる．また,臨床-基礎研究成果から,血管障害や炎症などの病態の関与がクローズアップされてきている．病因については,基礎実験も踏まえた探索研究が始まったところであり,さらなる研究成果が望まれる．

SECTION 1 血管機能障害

要約 summary

- 周産期心筋症のリスク因子である妊娠高血圧症候群合併妊娠において,血管内皮機能が低下している．
- 妊娠高血圧症候群合併妊娠では,一酸化窒素（nitric oxide: NO）依存性の血管拡張反応の低下やアンジオテンシンⅡに対する感受性の増加を背景に,正常妊婦で起こる妊娠血行動態への血管の適応が障害されると考えられている．
- 周産期心筋症と血管障害の関連についての研究が進んでいる．

　血管機能はさまざまな因子の影響を受ける．とりわけ,血管内皮機能は加齢,血圧,喫煙,食事,測定時間帯などさまざまな影響を受け,その測定には注意が必要である．しかし血管内皮機能の低下は一般に将来の心血管疾患発症の確立したリスク因子であり,慎重な経過観察が求められる．若年者では通常血管内皮機能は正常であるが,高血圧合併妊娠においては血管内皮機能が低下している．子宮動脈の血管内皮機能の低下が胎盤循環の調節機能を低下させ,胎児胎盤機能の低下および妊娠予後の悪化を惹起する．さらに,血管スティフネスの指標も妊婦における血管機能指標として臨床応用が期待されている．

[1] 用語解説[1)]

❶ 中心血圧

　中心血圧とは一般に,上行大動脈（狭義）ないし胸腹部大動脈（広義）の血圧を指す[1)]．中心血圧は動脈のスティフネスや全身の動脈系における脈波の反射状態を反映し,それらは長期的な心血管予

後を反映する．実際に，中心血圧と動脈スティフネスは妊娠高血圧腎症で高値を示すとされ，妊娠高血圧腎症の予測や降圧薬の効果判定にも使用されている．

❷ 動脈スティフネス

動脈スティフネスとは，動脈壁が硬くなって伸展性（コンプライアンス）を失うこと，すなわち動脈の硬化性変化を表す．解剖学的な硬化性変化がなくても functional stiffness も含む．

❸ Flow mediated dilatation（FMD）

非侵襲的な血管内皮機能検査法のひとつで，上腕動脈における内皮依存性血管拡張反応のこと．その低下は血管拡張能が低いと考えられ，血管内皮機能障害が存在すると解釈する．

❹ 増大係数（augmentation index：AI）

中心血圧や橈骨動脈血圧などの波形分析に基づいて算出される反射波（後述）の指標であり，中心血圧と同様，太い弾性動脈から末梢の小・細動脈に至る全身的な動脈のスティフネスやトーヌスを反映する．

[2] 正常妊娠における血管内皮機能変化[2]

妊娠前，妊娠中，出産後に FMD を施行した 37 の研究のメタ解析[1]によると，妊娠高血圧腎症のない女性に比較して，妊娠高血圧腎症を有した女性では妊娠高血圧腎症の発症前（20〜29週），妊娠高血圧腎症発症時，産後 3 年のいずれの時点でも flow mediated dilatation（FMD）の低下がみられた．FMD の低下は慢性高血圧，喫煙者を除いても同様の結果であり，妊娠高血圧腎症が独立した血管内皮機能低下の関連因子と示唆された．血管機能の低下は妊娠高血圧腎症に先行しており，早期のマーカーとなるだけではなく，その病態にも関わることから，妊婦における妊娠高血圧腎症のスクリーニングや重症度の評価指標としての有用性が期待される．

[3] 正常妊娠における血管機能の変化[3]

妊娠によって母体は心血管系にダイナミックな変化を受ける．正常妊娠の妊娠前から出産後まで中心血圧，脈波の反射波，動脈スティフネスを代謝指標や腎機能の変化とともに経時的に観察した研究がある[3]．観察ポイントは，妊娠前，妊娠 6〜7 週（妊娠初期），23〜24 週（妊娠中期），32〜34 週（妊娠後期），および出産後 14〜17 週（産後）の時点であった．正常妊婦における心血管系指標の変化は妊娠 6 週の時点から始まっていた．上腕および中心血圧については妊娠中期でいったん低下し，妊娠後期から再度上がり始めるが，産後のレベルは妊娠前よりも低い．心拍出量は心拍数の上昇とともに妊娠中期で最大になり，産後に低下した．1 回拍出量は有意な変化はなかった．心拍数により補正した AI は妊娠初期から低下し，産後は妊娠高血圧症候群合併妊婦と同様に妊娠前よりも高い状態であった 図1 ．AI 変化と体重変化の間には負の相関があり，体重増加が関与している可能性がある．まとめると，

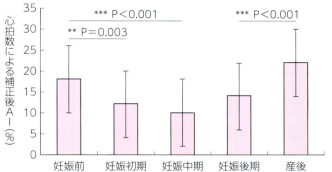

図1 正常妊婦の妊娠前から産後にかけての脈波増大係数（AI）の変化

妊娠前から産後にかけての心拍数で補正した脈波増大係数（AI）の変化．AI は妊娠初期から低下しはじめ，中期で最低値，後期で再上昇し，産後は妊娠高血圧症候群合併妊婦と同様に妊娠前よりも高い状態であった．
（Mahendru AA, et al. J Hypertens. 2014; 32: 849-56[3]）より改変）

1. 妊娠初期〜中期：心拍数増加，心拍出量増加，末梢血管抵抗低下 →動脈スティフネス不変のため血圧はむしろ低下する．
2. 妊娠初期〜中期：体重増加，血管拡張，心拍出量増加で脈圧増加 → AI は低下する．
3. 妊娠後期〜産後：脈圧低下，血管収縮（末梢血管抵抗増加）→ AI が再上昇する．

産後に AI が増加するのはこれまで妊娠高血圧腎症による血管内皮機能低下を反映するためと考えられてきたが，正常妊婦でも同様な変化がみられるのは，興味深い．このような変化の機序はよくわかっていない．

[4] 妊娠高血圧症候群における血管機能指標の変化[4]）

　妊娠高血圧症候群患者において，AI や中心血圧が出産前後でどのように変化するかを検討した[4]．対象者は，妊娠中に高血圧と診断または疑われた139名（うち妊娠高血圧症候群68名）．妊娠20週前後に applanation tonometory，インピーダンスカルディオグラム（タスクフォースモニタ）を用いて橈骨動脈 AI，中心脈圧（central pulse pressure），心拍出量，末梢血管抵抗，圧受容器反射感受性を測定し，出産後3カ月以内に同じ検査を繰り返した．妊娠高血圧腎症，慢性高血圧，コントロール（白衣高血圧）の3群に分けて解析した．その結果，妊娠高血圧腎症では，妊娠中の AI と中心脈圧がコントロール群よりも大であったが，出産後は同等であった．AI と中心脈圧は妊娠高血圧腎症群で出産後有意に低下したが，他の2群では変化がみられなかった．結論として妊娠高血圧腎症患者は妊娠中においてのみ AI が高く，非妊娠時においては慢性高血圧やコントロールと比べて差が認められなかった．つまり，妊娠高血圧腎症患者では正常妊婦で生じる妊娠血行動態への適応（AI の低下）が欠如することを示す．妊娠高血圧腎症の早期診断に有用かどうか，今後の検討課題である．

[5] 妊娠高血圧腎症の女性における産後微小血管障害の病態とは[5]

妊娠高血圧腎症合併妊婦では上記のような血管障害を妊娠中から認め，産後も持続する．これの推定されるメカニズムとしては，NO依存性の血管拡張反応の低下やアンジオテンシンⅡに対する感受性の亢進が考えられている．内皮依存性血管拡張反応，アンジオテンシンⅡ感受性とアンジオテンシンⅡ受容体拮抗薬の内皮依存性血管拡張反応に対する治療効果を妊娠高血圧腎症の女性12名および健常妊娠コントロール12名において検討された[5]．その結果,

(1) 妊娠高血圧腎症の女性では，内皮依存性血管拡張反応，NO依存性血管拡張反応が低下していた．

(2) アンジオテンシンⅡに対する血管収縮感受性が増大していた．

(3) アンジオテンシンⅡの抑制により妊娠高血圧腎症患者における内皮依存性血管拡張反応が改善したが，正常妊婦にはそのような作用はみられなかった．

これらのデータは妊娠高血圧腎症既往をもつ女性においては産後も持続的な微小血管障害がみられ，その一部はアンジオテンシンⅡに対する感受性増加に起因することが示された．

このように，周産期心筋症のリスク因子である妊娠高血圧症候群における，血管機能障害の研究は進展している．周産期心筋症との関連や病態の一部として，今後の研究成果が期待される．

■引用文献
1) 班長 山科 章．循環器病の診断と治療に関するガイドライン（2011-2012年度合同研究班報告）．血管機能の非侵襲的評価法に関するガイドライン．http://www.j-circ.or.jp/guideline/pdf/JCS2013_yamashina_h.pdf
2) Weissgerber TL, Milic NM, Milin-Lazovic JS, et al. Impaired Flow-mediated dilation before, during, and after preeclampsia: a systematic review and meta-analysis. Hypertension. 2016; 67: 415-23.
3) Mahendru AA, Everett TR, Wilkinson IB, et al. A longitudinal study of maternal cardiovascular function from preconception to the postpartum period. J Hypertens. 2014; 32: 849-56.
4) Fukushima T, Eguchi K, Ohkuchi A, et al. Changes in central hemodynamics in women with hypertensive pregnancy between before and after delivery. J Clin Hypertens (Greenwich). 2016; 18: 329-36.
5) Stanhewicz AE, Jandu S, Santhanam L, et al. Increased angiotensin II sensitivity contributes to microvascular dysfunction in women who have had preeclampsia. Hypertension. 2017; 70: 382-9.

〈江口和男〉

SECTION 2 遺伝性心筋症

要約

- 周産期心筋症の一因に，遺伝的背景が考えられる．
- いくつかの遺伝子変異が同定されているが，浸透率が低く，遺伝子変異があっても発症するとは限らない．
- 拡張型心筋症に関連する遺伝子変異が周産期心筋症でも認められており，妊娠初期の家族歴の聴取は重要である．
- 遺伝情報の検索・取扱いは種々のガイドラインに則り慎重に行うべきである．

周産期心筋症の病因は明らかではないが，いくつかの説が提唱されている．詳細は他項に譲るが，いくつかの疫学データから，わが国では出生約20,000例につき1人[1]，米国では約1,000～7,000人に1人[2-4]，南アフリカでは約1,000人に1人[5]，ハイチでは約300人に1人[6]，と周産期心筋症の発症率には地域差があり，さらに米国内ではアフリカ系アメリカ人がヒスパニックよりも7倍発症率が高い[2]ことを併せると，周産期心筋症発症の一因として，遺伝的な背景の寄与が少なくないと考えられる．

これまでに，表1に示すようないくつかの遺伝子変異が報告されてきた．心筋ミオシン結合蛋白C，心筋α/βミオシン重鎖，心筋トロポニンC，心筋トロポニンT，αトロポミオシン，タイチンなどといった心筋線維やサルコメアを構成する蛋白質をコードする遺伝子変異のほか，Danon病の原因遺伝子として知られるLAMP2や遺伝性不整脈との関連が知られるSCN5Aといった遺伝子に種々の変異が見つかっている．これらの中で，一部の周産期心筋症患者が，拡張型心筋症に関連するMYBPC3, MYH6, MYH7, PSEN2, SCN5A, TNNC1, TNNT2といった遺伝子変異を有することは，周産期心筋症と拡張型心筋症との関連を想起させる[7,8]．実際に，オランダからの報告で，家族性拡張型心筋症90家系中5家系（約6％）に周産期心筋症患者を認め，周産期心筋症の近親者の調査では，拡張型心筋症例が新たに診断されている[7]．つまり，ある妊婦の家族歴に拡張型心筋症を有する場合には周産期心筋症の発症について慎重なフォローアップの必要があり，逆に周産期心筋症の発症者が存在する場合には，その家系に対しての心筋症スクリーニングを検討すべきである．

表 1 周産期心筋症に関連する遺伝子変異

遺伝子名	蛋白質	変異のタイプ	機能	代表的な表現型	著者名
Myofilament/Sarcomere					
Giant filament					
TTN	Titin (predominantly A-band)	Truncation	心筋細胞構造の維持	HMERF[†]	van Spaendonck-Zwarts, et al[7]. Ware, et al[9].
Thick filament					
MYH6	Cardiac α-myosin heavy chain	Missense/truncation	心収縮に関与するサルコメア蛋白質		Morales, et al[8]. Ware, et al[9].
MYH7	Cardiac β-myosin heavy chain	Missense	心収縮に関与するサルコメア蛋白質	HCM	Morales, et al[8].
Intermediate filament					
MYBPC3	Cardiac myosin binding protein C	Missense	心収縮に関与するサルコメア蛋白質	HCM	Morales, et al[8].
SYHM	Synemin (desmuslin)	Truncation	心収縮に関与するサルコメア蛋白質		Ware, et al[9].
Thin filament					
TNNC1	Cardiac troponin C	Missense	心収縮に関与するサルコメア蛋白質		Mestroni, et al[15].
TNNT2	Cardiac troponin T	Missense	心収縮に関与するサルコメア蛋白質		Morales, et al[8].
TPM1	α-tropomyosin	Truncation	心収縮に関与するサルコメア蛋白質		Ware, et al[9].
Z-disc					
VCL	Vinculin	Truncation	心筋細胞接合部 介在板		Ware, et al[9].
Desmosome					
DSP	Desmoplakin	Truncation	心筋細胞接合部 介在板	ARVC[††]	Ware, et al[9].
Myofiblar myopathy					
BAG3	BCL-associated athanogene-3	Missense	シャペロン共役蛋白質	Myofiblar myopathy	van Spaendonck-Zwarts, et al[7].
Others					
Danon disease					
LAMP2	Lysosome-associated membrane protein 2	Truncation	リソソーム膜蛋白質	Danon disease	Ware, et al[9]. Toib, et al[16].
Long QT3					
SCN5A	Na v 1.5	Missense	電位依存性ナトリウムチャネル	LQT3	Morales, et al[8].
Muscular dystrophy					
DMD	Dystrophin	Truncation	ジストロフィン関連蛋白（収縮力伝達）	DMD[‡] BMD[‡‡]	Ware, et al[9]. Davies, et al[17]. Politano, et al[18]. Cheng, et al[19]. Ahmed, et al[20]. Soltanzadeh, et al[21]. Giliberto, et al[22].
Altzheimer's disease					
PSEN2	Presenilin-2	Missense	Notch 細胞内ドメインプロテアーゼ	Altzheimer's disease	Morales, et al[8].

[†]: Hereditary myopathy with early respiratory failure, [††]: Arrhythmogenic right ventricular cardiomyopathy, [‡]: Duchenne muscular dystrophy, [‡‡]: Becker muscular dystrophy

ここでわが国を含む最新の国際共同研究を紹介する．周産期心筋症患者172人に対して，43の拡張型心筋症関連遺伝子をスクリーニングしたところ，26人（15％）が陽性であり，特にタイチン遺伝子のtruncating変異（蛋白質合成が途中で中断される短縮型変異）が2/3を占めた[9]．タイチンはサルコメアのZ帯からM帯までをつなぐ35,991ものアミノ酸配列をもつ超巨大な蛋白質である．従来法ではタイチン遺伝子の全領域解析はその巨大さゆえ適わなかったが，近年の次世代シークエンサーの登場により詳細な解析が可能となってきた．拡張型心筋症におけるタイチン遺伝子のtruncating変異は家族性拡張型心筋症の25％，孤発例の18％に認められるが[10]，浸透率（ある遺伝子変異をもつ個体が，実際にその表現型を発現する割合）が低いことから，これら変異が存在しても必ずしも原因遺伝子と断定できないことが問題とされている[11]．周産期心筋症においては，タイチン遺伝子の変異はタイチンA-bandにほとんどが局在しており，かつ，この変異を有する者は，有さない者と比べて，1年後の心機能改善度が低いことが報告されており[9]，診断のみならず予後指標としての活用が期待される．一方で，本邦における拡張型心筋症120症例の検討では，16.7％にタイチンのtruncating変異を認めており，この変異を有する群は，経胸壁心エコー上の左室駆出率の増大と左室拡張末期径の縮小により定義される左室リバースリモデリングをより多く達成し，予後も良好とされている[12]．周産期心筋症を含む心筋症の原因遺伝子と左室機能や予後との関連については，現時点では不明な点が多く，人種差や遺伝素因以外のトリガーとなる因子の解明も含めて，今後の研究の成果が待たれる．

　このように，近年は遺伝子検査を行う技術革新から，日常臨床においても遺伝子検査が身近な存在になりつつある．研究から臨床応用へとこの分野のさらなる発展に期待しつつも，遺伝情報という個人のみならず家族にとってもナイーブな情報を取り扱うにあたっては，日本医学会が2011年に定めた「医療における遺伝学的検査・診断に関するガイドライン」[13]や文部科学省・厚生労働省・経済産業省の3省指針「ヒトゲノム・遺伝子解析研究に関する倫理指針」[14]に則り，検査のメリット・デメリットについて症例ごとに慎重に検討することが肝要である．

■引用文献
1) Kamiya CA, Kitakaze M, Ishibashi-Ueda H, et al. Different characteristics of peripartum cardiomyopathy between patients complicated with and without hypertensive disorders: results from the Japanese Nationwide survey of peripartum cardiomyopathy. Circ J. 2011; 75: 1975-81.
2) Brar SS, Khan SS, Sandhu GK, et al. Incidence, mortality, and racial differences in peripartum cardiomyopathy. Am J Cardiol. 2007; 100: 302-4.
3) Gunderson EP, Croen LA, Chiang V, et al. Epidemiology of peripartum cardiomyopathy: incidence, predictors, and outcomes. Obstet Gynecol. 2011; 118: 583-91.
4) Witlin AG, Mabie WC, Sibai BM. Peripartum cardiomyopathy: an ominous diagnosis. Am J Obstet Gynecol. 1997; 176: 182-8.
5) Desai D, Moodley J, Naidoo D. Peripartum cardiomyopathy: experiences at King Edward VIII Hospital, Durban, South Africa and a review of the literature. Tropical Doctor. 1995; 25: 118-23.
6) Fett JD, Christie LG, Carraway RD, et al. Five-year prospective study of the incidence and prognosis of peripartum cardiomyopathy at a single institution. Mayo Clin Proc. 2005; 80: 1602-6.

7) van Spaendonck-Zwarts KY, van Tintelen JP, van Veldhuisen DJ, et al. Peripartum cardiomyopathy as a part of familial dilated cardiomyopathy. Circulation. 2010; 121: 2169-75.
8) Morales A, Painter T, Li R, et al. Rare variant mutations in pregnancy-associated or peripartum cardiomyopathy. Circulation. 2010; 121: 2176-82.
9) Ware JS, Li J, Mazaika E, et al. Shared genetic predisposition in peripartum and dilated cardiomyopathies. N Engl J Med. 2016; 374: 233-41.
10) Herman DS, Lam L, Taylor MR, et al. Truncations of titin causing dilated cardiomyopathy. N Engl J Med. 2012; 366: 619-28.
11) Norton N, Li D, Rampersaud E, et al. Exome sequencing and genome-wide linkage analysis in 17 families illustrate the complex contribution of TTN truncating variants to dilated cardiomyopathy. Circ Cardiovasc Genet. 2013; 6: 144-53.
12) Tobita T, Nomura S, Fujita T, et al. Genetic basis of cardiomyopathy and the genotypes involved in prognosis and left ventricular reverse remodeling. Sci Rep. 2018; 8: 1998.
13) 日本医学会. 医療における遺伝学的検査・診断に関するガイドライン. 2011. http://jams.med.or.jp/guideline/genetics-diagnosis.pdf
14) 文部科学省, 厚生労働省, 経済産業省. ヒトゲノム・遺伝子解析研究に関する倫理指針. 2014. http://www.mhlw.go.jp/file/06-Seisakujouhou-10600000-Daijinkanboukouseikagakuka/sisin1.pdf
15) Mestroni L, Krajinovic M, Severini GM, et al. Familial dilated cardiomyopathy. Br Heart J. 1994; 72: S35-41.
16) Toib A, Grange DK, Kozel BA, et al. Distinct clinical and histopathological presentations of Danon cardiomyopathy in young women. J Am Coll Cardiol. 2010; 55: 408-10.
17) Davies JE, Winokur TS, Aaron MF, et al. Cardiomyopathy in a carrier of Duchenne's muscular dystrophy. J Heart Lung Transplant. 2001; 20: 781-4.
18) Politano L, Nigro V, Nigro G, et al. Development of cardiomyopathy in female carriers of Duchenne and Becker muscular dystrophies. JAMA. 1996; 275: 1335-8.
19) Cheng VE, Prior DL. Peripartum cardiomyopathy in a previously asymptomatic carrier of Duchenne muscular dystrophy. Heart Lung Circ. 2013; 22: 677-81.
20) Ahmed A, Spinty S, Murday V, et al. A de-novo deletion of dystrophin provoking severe 'peri-partum cardiomyopathy': the importance of genetic testing in peripartum cardiomyopathy to uncover female carriers. Int J Cardiol. 2016; 203: 1084-5.
21) Soltanzadeh P, Friez MJ, Dunn D, et al. Clinical and genetic characterization of manifesting carriers of DMD mutations. Neuromuscul Disord. 2010; 20: 499-504.
22) Giliberto F, Radic CP, Luce L, et al. Symptomatic female carriers of Duchenne muscular dystrophy (DMD): genetic and clinical characterization. J Neurol Sci. 2014; 336: 36-41.

〈小山雅之〉

SECTION 3 血管障害因子とそのほか

要約 summary

- 周産期心筋症の病因はまだ解明されておらず，心筋炎，妊娠に対する異常な免疫反応，妊娠による心負荷の増大，血管ホルモン説，栄養不全，炎症とアポトーシスなどのさまざまな病因が提案されてきた．
- 近年，モデル動物基礎研究の成果をもとに，血管障害因子との関連が注目されている．

周産期心筋症の病態はまだ解明されておらず，血管障害因子説，ウイルス性心筋炎，妊娠に対する異常な免疫反応，妊娠による心負荷の増大，炎症やアポトーシスなどのさまざまな原因が提案されてきた[1,2]．ここでは代表的な説を解説する．

[1] 血管障害因子説

周産期心筋症は，妊娠後期のホルモン変化が引き金となる血管疾患であるという概念があったが，それを支持する報告がなかった[10]．

2007年，切断プロラクチンが心筋血管を障害し，心筋症を発症させるという周産期心筋症モデルマウスを用いた研究結果が報告された．心筋で酸化ストレスを抑制し，血管新生に関与している蛋白であるSTAT3の発現を抑制したマウス（心筋のSTAT3蛋白ノックアウトマウス）のメスが，分娩後に心筋症を発症していることに注目し，その機序の解明を行ったところ，同マウスでは，心筋内酸化ストレスの増加に伴い，蛋白分解酵素のカテプシンDが産生・活性化されていた．このカテプシンDにより，血中のプロラクチン（約23kDa）が，血管内皮細胞のアポトーシスを引き起こす作用をもつ切断プロラクチン（約16kDa）に分解され，抗プロラクチン薬（ブロモクリプチン）を投与することで心筋症の発症が抑制された[11]．

また，切断プロラクチンにより血管内皮細胞内のmicroRNA-146a発現が増え，内皮細胞のアポトーシス促進や増殖低下による微小循環障害と，直接的に心筋細胞の代謝異常を引き起こすこと，周産期心筋症患者では，血液中のmicroRNA-146aがコントロールや拡張型心筋症患者に比べて著しく上昇しており，抗プロラクチン薬による治療とともに有意に低下することが報告された[12]．妊娠高血圧症候群の患者においても有意に切断プロラクチンの増加を認める[13,14]が，全く切断プロラクチンを検出しない症例もあり，切断プロラクチンの病態への関与は今後も検討を重ねる必要がある．

切断プロラクチン以外にも，Patten IS. らは，周産期心筋症モデルマウスを用いて周産期心筋症の発症に，妊娠高血圧症候群の病因として注目されているsFlt-1が関連していることを報告した（→Ⅳ-1［4］参照）[15]．血管障害もしくは血管新生障害による心筋の微小循環障害が，周産期心筋症の一病態として考えられてきている．

[2] ウイルス性心筋炎説

　妊娠中は，母体の免疫反応が低下しており，未感作のウイルス感染による心筋炎が発症しやすく，また既感染のウイルスによる炎症が再燃しやすい状態と考えられる．周産期心筋症の診断時には，その他の心不全の原因を除外目的に心筋生検が行われる．心不全発症から心筋生検までの期間の違いや，ボーダーライン心筋炎と診断される症例を含むか否かで異なるが，心筋生検の病理診断から心筋症が疑われる確率は，8～78%と報告によりさまざまである（→Ⅶ参照）．また心筋生検で得られた組織におけるウイルスのゲノム解析の結果，周産期心筋症患者の30.7%でパルボウイルス B19，HHV-6（human herpes virus 6），EBV（Epstein-Barr virus）やCMV（cytomegalovirus）のウイルス遺伝子を認め，CD3＋Tリンパ球とCD68＋マクロファージの間質浸潤の所見を伴っていた．一方で，その他の心筋症患者の心筋生検で得られた組織においても同様に約30%でウイルス遺伝子を認めたが，間質の炎症所見は認めなかった．これらの所見は，一部の周産期心筋症患者では自己免疫反応を引き起こす潜在性ウイルス感染による再活性化の存在を示した．しかし，ウイルス陽性例と陰性例で心機能も含めた母体予後に差は認めなかった[3]．

[3] 妊娠に対する異常な免疫反応説

　妊娠中に胎児由来のCD34＋細胞が母体循環内に入り，数十年にわたって生理的キメラの状態で存在することが知られている[4]．このような胎児由来の細胞が免疫反応の低下している妊娠中に母体の心筋内に生着し，妊娠中には炎症を惹起しなかったが，分娩後に免疫反応が回復するとともに抗原と認識され，局所的な炎症を惹起する可能性がある[5,6]．加えて，特発性心筋症患者と周産期心筋症患者を比較し，周産期心筋症患者では血清中の心筋蛋白に対する自己抗体量が有意に多いと報告されている[6]．

　一方で，母体心臓にたどり着いたマイクロキメラの胎児由来の細胞は，傷害された心筋に対して保護的に作用するとの報告もある[7,8]．

[4] 妊娠による心負荷への反応説

　妊娠中は，生理的に循環血液量や心拍出量が増大し，末梢血管抵抗が低下する．この循環生理学的な変化に伴い，正常な患者においても妊娠中期から産褥期にかけて一過性に心収縮力の指標が正常範囲ではあるが低下することが報告されている[9]が，このような変化によって周産期心筋症を発症することを証拠づける報告は未だない．

■引用文献
1) ウィリアムス産科学. 改訂24版. 東京: 南山堂; 2015. p.1199-201.
2) Elkayam U. Clinical characteristics of peripartum cardiomyopathy in the United States: diagnosis, prognosis, and management. J Am Coll Cardiol. 2011; 58: 659-70.
3) Bültmann BD, Klingel K, Näbauer M, et al. High prevalence of viral genomes and inflammation in peripartum cardiomyopathy. Am J Obstet Gynecol. 2005; 193: 363-5.

4) Khosrotehrani K, Johnson KL, Cha DH, et al. Transfer of fetal cells with multilineage potential to maternal tissue. JAMA. 2004; 292: 75-80.

5) Ansari AA, Neckelmann N, Wang YC, et al. Immunologic dialogue between cardiac myocytes, endothelial cells, and mononuclear cells. Clin Immunol Immunopathol. 1993; 68: 208-14.

6) Pearson GD, Veille JC, Rahimtoola S, et al. Peripartum cardiomyopathy: National Heart, Lung, and Blood Institute and Office of Rare Diseases (National Institutes of Health) workshop recommendations and review. JAMA. 2000; 283: 1183-8.

7) Arany Z, Elkayam U. Peripartum Cardiomyopathy. Circulation. 2016; 133: 1397-409.

8) Kara RJ, Bolli P, Karakikes I, et al. Fetal cells traffic to injured maternal myocardium and undergo cardiac differentiation. Circ Res. 2012; 110: 82-93.

9) Geva T, Mauer MB, Striker L, et al. Effects of physiologic load of pregnancy on left ventricular contractility and remodeling. Am Heart J. 1997; 133: 53-9.

10) Homans DC. Peripartum cardiomyopathy. N Engl J Med. 1985; 312: 1432-7.

11) Hilfiker-Kleiner D, Kaminski K, Podewski E, et al. A cathepsin D-cleaved 16 kDa form of prolactin mediates postpartum cardiomyopathy. Cell. 2007; 128: 589-600.

12) Halkein J, Tabruyn SP, Ricke-Hoch M, et al. MicroRNA-146a is a therapeutic target and biomarker for peripartum cardiomyopathy. J Clin Invest. 2013; 123: 2143-54.

13) Leaños-Miranda A, Márquez-Acosta J, Cárdenas-Mondragón GM, et al. Urinary prolactin as a reliable marker for preeclampsia, its severity, and the occurrence of adverse pregnancy outcomes. J Clin Endocrinol Metab. 2008; 93: 2492-9.

14) Nakajima R, Ishida M, Kamiya C, et al. Elevated vasoinhibin derived from prolactin and cathepsin D activities in sera of patients with preeclampsia. Hypertens Res. 2015; 38: 899-901.

15) Patten IS, Rana S, Shahul S, et al. Cardiac angiogenic imbalance leads to peripartum cardiomyopathy. Nature. 2012; 485: 333-8.

〈大門篤史〉

第VI章 生理・画像検査

SECTION 1 心エコー検査

> **要約** summary
> - 心エコーは，周産期心筋症の診断基準の1つである左室収縮能低下を最も簡便に確認できる検査である．
> - 妊娠中から産後に心不全徴候を呈するすべての症例に対して，速やかに心エコーを行うべきである．
> - 心エコーの指標は，周産期心筋症の予後予測に有用である．
> - 周産期心筋症では心内血栓の合併も多く，心エコーにより検索する．

妊娠中，心エコーは心機能評価法の第一選択である．母児双方にとって安全かつ簡便，迅速に検査が行えることが利点であり，周産期心筋症の診断基準の1つである左室駆出率（left ventricular ejection fraction: LVEF）低下を確認できる．周産期心筋症診断における心エコーの普及は1990年代半ばである．これより以前と以後では周産期心筋症の診断法の違いがあり，報告された発症率に影響を与えている．

[1] 正常な妊娠中の心エコーの変化[1]

妊娠中には循環血液量および心拍出量が増加に対応して多くの心腔（左室，左房，大動脈基部，僧帽弁輪，三尖弁輪，右室）が軽度拡大し，左室壁は肥厚し左室重量が増加するという生理的心肥大を呈する．また，妊娠後期には少量の心膜液が出現する．これらの変化は軽微であり，計測値が非妊者の正常範囲を超えることはない．左室流入血流は拡張早期E波，心房収縮A波ともに増加するが，A波の増加がより大きいため妊娠後期にはE/Aはやや低下する．一方，左房圧指標であるE/E'，動脈肺収縮期圧指標である三尖弁逆流圧較差は変化しない．LVEF，左室短縮率（left ventricular fractional shortening: LVFS）は妊娠期間を通じ有意な変化はない[2]という報告も，妊娠後期（3rd trimester）[3]と妊娠終了直後[4]にわずかに低下する[3,4]という報告もある．

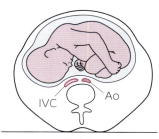 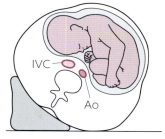

図1 横臥位による大動脈下大静脈圧迫
左側臥位により，大血管の圧迫を解除できる．

[2] 心エコーの適応

　妊娠中から産褥期に心不全徴候を呈するすべての症例に対して，速やかに心エコーを行うべきである．心エコーは周産期心筋症の確定診断，除外診断，予後の推定，合併症の検出，治療効果判定，ならびに経過観察に役立つ．周産期心筋症例では経過観察は少なくとも退院時，退院後1カ月，3カ月，産褥6週，6カ月，以後1年ごとに繰り返して行うことが推奨される．周産期心筋症の除外診断として，特発性拡張型心筋症，家族性拡張型心筋症，先天性心疾患による心不全，リウマチ性僧帽弁狭窄症による心不全がある[5]．なお，妊娠中の心エコー検査では仰臥位は避け，左側臥位が好ましい図1．仰臥位では子宮と脊椎の間で大動脈と下大静脈が圧排され虚脱し，仰臥位低血圧症候群を惹起するためである．

[3] 心エコーによる左室収縮能評価

　表1に示すように周産期心筋症の診断におけるLVEFの基準値として，LVEF≦45%が多くの研究で用いられている．LVEF評価法として2断面ディスク法（Simpson's biplane method of discs：MOD法）が最も推奨される図2．近年では3次元心エコー法によるLVEF計測は検者間誤差が少なく，再現性に優れ，心臓MRIと比較しても精度の高い方法として報告され，徐々に一般臨床にも応用されつつある．MOD法も，3DLVEF測定法も心尖部アプローチにより画像を取得するが，妊娠後期には子宮による横隔膜挙上により心尖部断層像の画質が不良となる症例が多いという限界がある．このような画質不良例では熟練した検者による視覚的判断のEF（visual EF, eye ball EF）によって代用する[6]．

　LVFSは傍胸骨左室長軸像で拡張末期径（left ventricular dimension at diastole：LVDd），収縮末期径（left ventricular dimension at sistole：LVDs）から（LVDd-LVDs）/LVDdとして得られる簡便な指標であり，妊娠後期にも計測が容易である．従来，周産期心筋症ではFS＜0.30を基準値として使用されてきた．一方，LVFSは，左室形態が正常な場合はその2倍がLVEFにおおよそ相当するが，球状化した左室においてはLVEFとの関連は粗であるという限界がある．したがって，今後

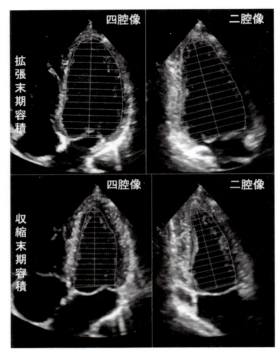

図2 左室駆出率評価法としての推奨される2断面ディスク法 (Simpson's biplane method of discs: MOD法)
心尖四腔像と直行する二腔像を描出し，拡張末期と収縮末期に内腔内膜境界をトレースし，20枚の回転楕円体としてそれぞれの容積を求め，駆出率を算出する．

表1 主な論文の周産期心筋症の診断におけるLVEF，FSの基準値

報告	左室機能の定義
Sliwa K, et al. Eur J Heart Fail. 2010[5]	LVEF below 45%, LV may not be dilated
Pearson GD, et al. JAMA. 2000[7]	LVEF < 45% and/or FS < 30%, with or without LVDdI > 27mm/m^2
Kamiya CA, et al. Circ J. 2011[8]	LVEF < 50% and/or FS < 30%
McNamara DM, et al. J Am Coll Cardiol. 2015[9]	推定 LVEF ≦ 45%

LVDdI: left ventricular dimension at diastole index 左室拡張末期径係数（係数とは体表面積で除した値）

の診断にあたっては，LVFSは参考値としての使用に止め，LVEFを優先すべきである．

[4] 予後と心エコー

　表2 に示すように，北米の前向き登録研究であるIPAC研究[9]によると妊娠終了後12カ月の左室駆出率＜35％を予測する心エコー因子は，初回のLVEF＜30％，LVDd≧60mmであり，LVEF＜30％かつLVDd≧60mmでは1年後にLVEFが回復した症例はなかったのに対し，LVEF≧30％かつLVDd＜60mmでは91％の症例がLVEFは回復した．同研究の右心機能に対する追加解析では，LVEF，LVDdに加え，右室機能が1年後のLVEF回復とイベントに関連することが示された[10]．1年後のLVEF≦35％を予測するには，右室面積変化率（right ventricular fractional area change: RVFAC）≦36％は感度91％，特異度68％であり，診断時のLVEF≦0.28の感度82％，特異度85％と同等であった．多変量解析ではLVEF，LVDdで補正すると有意な因子はRVFACのみで，三尖弁輪収縮期移動距離や右室ストレインは有意な因子ではなかった．また，左室長軸方向スト

表2 心エコーの予後因子としての意義に関する主な報告

報告	心エコー因子	予後
McNamara DM, et al. J Am Coll Cardiol. 2015[9]	LVEF* < 30% LVDd ≧ 60mm	イベントあるいは 12 カ月後 LVEF < 35%
Blauwet LA, et al. Circ Heart Fail. 2016[10]	RVFAC † ≦ 36%	イベントあるいは 12 カ月後 LVEF < 35%

LVEF: left ventricular ejection fraction 左室駆出率, LVDd: left ventricular dimension at diastole 左室拡張末期径, RVFAC: right ventricular fractional area change 右室面積変化率.
* LVEF は core laboratory にて Biplane Simpson's rule (Method of discs: MOD 法) にて計測した. LVDd は傍胸骨長軸像にて計測した.
† LVEF, LVDd, アフリカ人種で補正後も有意な予後関連因子であった.

レイン (global longitudinal strain: GLS) と予後に関する研究では，GLS には周産期心筋症の臨床的予後や EF の改善との有意な関連はなかった[11]．このように現時点では，1 年後の LVEF の回復と臨床的な予後と関連する心エコー指標としては，LVEF 30%，LVDd 60mm が有用で，さらに RVFAC 36% に付加的意義があると考えられる．

[5] 合併症と心エコー

心腔内血栓は，周産期心筋症の重度心機能低下例において，特発性拡張型心筋症よりも頻度が高い[12,13]．周産期の易血栓性や，心内膜の炎症の関与が推察されている．塞栓症も頻度が高いとの指摘もあり，抗凝固療法による保存的治療あるいは外科的血栓摘出術の判断は個々の症例の病態に応じ慎重に判断を要する．

■引用文献

1) Liu S, Elkayam U, Naqvi TZ. Echocardiography in pregnancy: Part 1. Curr Cardiol Rep. 2016; 18: 92.
2) Savu O, Jurcut R, Giusca S, et al. Morphological and functional adaptation of the maternal heart during pregnancy. Circ Cardiovasc imaging. 2012; 5: 289-97.
3) Cong J, Fan T, Yang X, et al. Structural and functional changes in maternal left ventricle during pregnancy: a three-dimensional speckle-tracking echocardiography study. Cardiovasc Ultrasound. 2015; 13: 6.
4) Khan SG, Melikian N, Mushemi-Blake S, et al. Physiological reduction in left ventricular contractile function in healthy postpartum women: potential overlap with peripartum cardiomyopathy. PloS One. 2016; 11: e0147074.
5) Sliwa K, Hilfiker-Kleiner D, Petrie MC, et al. Current state of knowledge on aetiology, diagnosis, management, and therapy of peripartum cardiomyopathy: a position statement from the Heart Failure Association of the European Society of Cardiology Working Group on peripartum cardiomyopathy. Eur J Heart Fail. 2010; 12: 767-78.
6) Spencer KT, Kimura BJ, Korcarz CE, et al. Focused cardiac ultrasound; reccomendations from the American Society of Echcardiography. J Am Soc Echocardiogr. 2013; 26: 567-81.
7) Pearson GD, Veille JC, Rahimtoola S, et al. Peripartum cardiomyopathy: National Heart, Lung, and Blood Institute and Office of Rare Diseases (National Institutes of Health) work-

shop recommendations and review. JAMA. 2000; 283: 1183-8.
8) Kamiya CA, Kitakaze M, Ishibashi-Ueda H, et al. Different characteristics of peripartum cardiomyopathy between patients complicated with and without hypertensive disorders. Results from the Japanese Nationwide survey of peripartum cardiomyopathy. Circ J. 2011; 75: 1975-81.
9) McNamara DM, Elkayam U, Alharethi R, et al. Clinical outcomes for peripartum cardiomyopathy in North America: results of the IPAC study (Investigations of Pregnancy-Associated Cardiomyopathy). J Am Coll Cardiol. 2015; 66: 905-14.
10) Blauwet LA, Delgado-Montero A, Ryo K, et al. Right Ventricular function in peripartum cardiomyopathy at presentation is associated with subsequent left ventricular recovery and clinical outcomes. Circ Heart Fail. 2016; 9: e002756.
11) Briasoulis A, Mocanu M, Marinescu K, et al. Longitudinal systolic strain profiles and outcomes in peripartum cardiomyopathy. Echocardiography. 2016; 33: 1354-60.
12) Nishi I, Ishimitsu T, Ishizu T, et al. Peripartum cardiomyopathy and biventricular thrombi. Circ J. 2002; 66: 863-5.
13) Shimamoto T, Marui A, Oda M, et al. A case of peripartum cardiomyopathy with recurrent left ventricular apical thrombus. Circ J. 2008; 72: 853-4.

〈石津智子〉

SECTION 2　心電図

要約 summary

- 周産期心筋症を疑う場合には12誘導心電図をその病態の理解のためにスクリーニングとして行うべきである．
- 周産期心筋症に特異的な心電図変化はないが，心不全に合併した不整脈や経時的変化を認めることも多い．
- 左室収縮能の低下した症例は致死性不整脈のリスクも高く，心電図モニターを装着し注意深く観察する必要がある．

[1] 周産期心筋症における心電図所見

周産期心筋症において12誘導心電図は，その他の心疾患との判別や伝導障害の有無，頻発する不整脈を評価するのに有用である[1]．欧州心臓病学会（ESC）のステートメントでは，心電図は周産期心筋症が疑われる患者全例の施行が望ましいとされている[2]．周産期心筋症に特異的な心電図変化はなく，その診断精度も高くはないが，妊娠後期に息切れなどの症状を伴う場合には，スクリーニング検査として有用と考えられる．正常洞調律もしくは洞性頻脈の頻度が高く，不整脈を伴う症例もある．不整脈は多くの場合，心不全症状に合併して起こり，心房細動や心室期外収縮の頻発，心室頻

拍，脚ブロックなどがみられ，長期経過した症例で起こりやすいとされている[3]．また，心室性不整脈は周産期心筋症患者の 20 〜 60％に認めると報告され，その頻度は重症度によると考えられる[4,5]．その他の心電図変化として，左室肥大，陰性 T 波，異常 Q 波，非特異的 ST 変化などが報告されているが[6,7]，周産期心筋症に特異的な変化ではない．また，急性期から慢性期にかけて，心電図の経時的変化を認める．これも疾患には非特異的であるが，心筋障害の状態を知る一助となるため，経時的な検査の実施が好ましい（→ 付記 2 症例 1 参照）．

2012 年に Tibazarwa らは，南アフリカにおける周産期心筋症の心電図変化を初めて体系的に報告し，左室機能不全の検出に心電図が有用であることを示した[8]．周産期心筋症患者 78 人（90％がアフリカ系人種）を検討したもので，大多数（96％）の患者に診断時何らかの心電図異常がみられ，治療開始 6 カ月後には 75％の患者で改善していた．心電図異常としては，洞性頻脈（45％），不整脈（10％），何らかの T 波異常（59％），T 波の陰転化（38％），心房負荷所見（29％），QRS 軸の異常（26％），脚ブロック（12％），左室肥大（9％），470ms 以上の QTc 延長（5％）などを報告している．心電図変化と左室機能の検討では，診断時の T 波の陰転化は診断時の左室収縮能低下と相関しており，さらに診断時の T 波の陰転化・ST 低下・ST 上昇は治療開始 6 カ月後においても左室収縮能低下が回復していないことと関連していた[8]．周産期心筋症の発症率は人種によって異なることが報告されており[9]，アフリカ系アメリカ人は予後が悪いという報告もある[10,11]ため，わが国独自の心電図データが必要である．

本邦における心電図の報告としては，DPC データベースを使用した後向き研究がある[12]．2007 〜 2014 年に周産期心筋症と診断された患者 283 人のうち 9 人（3.2％）で心室頻拍 / 心室細動を合併しており，これらは致死性不整脈であるため，十分な注意が必要である．

［2］心電図所見と周産期心筋症患者の予後

心電図における予後予測因子としては，QRS 幅の延長があげられる．QRS 幅の延長は，虚血性・非虚血性を問わず，大規模な心不全患者の研究において死亡および突然死の独立したリスク因子であることが示されており，周産期心筋症においても QRS 幅 120ms 以上の所見が死亡の予測因子の 1 つと考えられている[10]．

また周産期心筋症を発症した患者では，次回の妊娠は心室性不整脈を悪化させる可能性が示唆されている[13]．無症状の患者であっても，すでに左室機能不全があれば不整脈が発症する確率も上昇すると考えられる．不整脈の発症は心不全に先行して起こることが多く，心不全をさらに増悪させうることから，定期的な 12 誘導心電図での経過観察だけでなく，入院中は心電図モニターでの管理が必要である．周産期心筋症の急性期にみられる心室性不整脈は左室機能の回復に伴い改善することが多いが，改善しない患者では電気的除細動・一時的な左室補助デバイス・植込み型除細動器（ICD）といった治療介入を必要とする[4,14]．また近年，左室収縮能が高度に低下している周産期心筋症の患者では，心室性不整脈による突然死のリスクが高いと報告されているが，後に左室収縮能が回復してくる症例もあり，ICD は長期的には感染などのリスクもあるため，着用型自動除細動器（WCD）の有用性が示されている[15,16]．周産期心筋症と診断され左室収縮能の低下している患者では，診断後 3 〜 6 カ月間＊の WCD 装着を検討することが望ましい（＊本邦の WDC 保険適応は，最長 3 カ月間である）．

■引用文献

1) Givertz MM. Cardiology patient page: peripartum cardiomyopathy. Circulation. 2013; 127: e622-6.
2) Sliwa K, Hilfiker-Kleiner D, Petrie MC, et al. Current state of knowledge on aetiology, diagnosis, management, and therapy of peripartum cardiomyopathy: a position statement from the Heart Failure Association of the European Society of Cardiology Working Group on peripartum cardiomyopathy. Eur J Heart Fail. 2010; 12: 767-78.
3) Duran N, Günes H, Duran I, et al. Predictors of prognosis in patients with peripartum cardiomyopathy. Int J Gynaecol Obstet. 2008; 101: 137-40.
4) Tibazarwa K, Sliwa K. Peripartum cardiomyopathy in Africa: challenges in diagnosis, prognosis, and therapy. Prog Cardiovasc Dis. 2010; 52: 317-25.
5) O'Connell JB, Costanzo-Nordin MR, Subramanian R, et al. Peripartum cardiomyopathy: clinical, hemodynamic, histologic and prognostic characteristics. J Am Coll Cardiol. 1986; 8: 52-6.
6) Abboud J, Murad Y, Chen-Scarabelli C, et al. Peripartum cardiomyopathy: a comprehensive review. Int J Cardiol. 2007; 118: 295-303.
7) Brown CS, Bertolet BD. Peripartum cardiomyopathy: a comprehensive review. Am J Obstet Gynecol. 1998; 178: 409-14.
8) Tibazarwa K, Lee G, Mayosi B, et al. The 12-lead ECG in peripartum cardiomycpathy. Cardiovasc J Afr. 2012; 23: 322-9.
9) Arany Z, Elkayam U. Peripartum cardiomyopathy. Circulation. 2016; 133: 1397-409.
10) Ramaraj R, Sorrell VL. Peripartum cardiomyopathy: causes, diagnosis, and treatment. Cleve Clin J Med. 2009; 76: 289-96.
11) Amos AM, Jaber WA, Russell SD. Improved outcomes in peripartum cardiomyopathy with contemporary. Am Heart J. 2006; 152: 509-13.
12) Isogai T, Matsui H, Tanaka H, et al. In-hospital management and outcomes in patients with peripartum cardiomyopathy: a descriptive study using a national inpatient database in Japan. Heart Vessels. 2017; 32: 944-51.
13) Yamada T, McElderry HT, Muto M, et al. Ventricular arrhythmias originating from the epicardial ventricular outflow tract complicated with peripartum cardiomyopathy. J Interv Card Electrophysiol. 2009; 25: 53-7.
14) Elkayam U. Risk of subsequent pregnancy in women with a history of peripartum cardiomyopathy. J Am Coll Cardiol. 2014; 64: 1629-36.
15) Duncker D, Haghikia A, König T, et al. Risk for ventricular fibrillation in peripartum cardiomyopathy with severely reduced left ventricular function-value of the wearable cardioverter/defibrillator. Eur J Heart Fail. 2014; 16: 1331-6.
16) Duncker D, Westenfeld R, Konrad T, et al. Risk for life-threatening arrhythmia in newly diagnosed peripartum cardiomyopathy with low ejection fraction: a German multi-centre analysis. Clin Res Cardiol. 2017; 106: 582-9.

〈長山友美　樗木晶子　井上優子　草野研吾〉

SECTION 3　MRI

> **要約**
> - 妊婦に対する非造影 MRI 検査は，比較的安全と考えられている．
> - 心臓 MR（cardiac magnetic resonance：CMR）は，心エコーと同様に放射線被曝を伴わないため，妊婦の心臓検査に適している．
> - 心エコーによる画質不良例，右室不全例，治療による心機能改善効果や心筋重量の変化を正確に把握したい場合などに，CMR の有用性が期待される．
> - 今後，周産期心筋症診療において，遅延造影 MRI，T2 強調 MRI，冠動脈 MRA，T1 マッピングなどの有用性が期待される．

［1］周産期心筋症の診断

　周産期心筋症の診断では，1971 年に Demakis らが最初に提唱した，① 分娩前 1 カ月から分娩後 5 カ月以内に新たに出現した心不全，② 心疾患の既往がない，③ 他に心不全の原因となるものがない，という診断基準を基に，心臓超音波断層法による左室収縮能低下（左室駆出率＜ 45 〜 50％，左室短縮率＜ 30％）や左室拡張期拡大（左室拡張末期径 / 体表面積＞ 27mm/m²）の数値を付け加えた診断基準が頻用されてきた[1,2]．しかし，周産期心筋症に特徴的な超音波断層法における所見は乏しく，除外診断を基にして診断されているのが現状である．したがって，周産期心筋症の診断では，妊産婦で左室心機能低下に伴う急性心不全を認めた場合に，心筋梗塞や心筋炎，心筋症など多彩な鑑別疾患を適切に除外することが重要である．超音波断層法は簡便かつ非侵襲的であるため，妊婦の心臓画像診断検査において第一選択の診断法として用いられている．ただし，肥満や肺気腫の場合には良好な画像が得られない場合があること，術者の技量によって計測値が影響を受けること，心筋組織性状の診断能に限界があることなどの問題もあり，周産期心筋症が疑われる症例では心筋生検が必要となることもある．ただし心筋生検は侵襲性の高い検査であり，妊娠中の実施は困難な場合も多い．

［2］心臓 MR

　心臓 MR（cardiac magnetic resonance：CMR）は超音波検査と同様に放射線被曝を伴わないため，妊婦や小児の心臓検査にも適している．CMR では，シネ MRI による心臓の形態と機能の評価，負荷心筋血流 MRI による心筋虚血の有無，遅延造影 MRI や T1 マッピングによる心筋の壊死や線維化，T2 強調画像による心筋浮腫の有無，冠動脈 MRA による冠動脈狭窄や冠動脈奇形の評価など，多元的な情報を非侵襲的に得ることができる．CMR にはさまざまな撮影法があるため，検査目的に応じて必要な検査法を選択して実施することが重要である[3]．はじめに代表的な CMR 撮影法の特徴を述べる．

❶ シネ MRI

心臓の動きを 1 心拍 16 〜 40 コマの動画として撮影する方法で，造影剤を使用せず高い血液信号が得られる．シネ MRI は患者の体型や肺気腫の影響を受けず，撮影者による診断能の差が少なく[4]，現在最も正確な心機能計測法である．左室機能だけでなく右室機能も正確に評価できる．

タギング MRI は，心筋に磁気的にタグを入れ，左室心筋の動きやストレインを正確に評価する方法で，心筋症患者の心筋ストレイン異常の評価に用いられてきたが[5]，シネ MRI に加えてタギング MRI の撮影を別途行う必要があり，検査時間が長い問題点があった．最近では，通常のシネ MRI 画像をワークステーションの解析により，心筋局所ストレインを定量評価できる "feature tracking" 法が進歩し[6]，周産期心筋症を含む各種心筋症の心筋ストレイン評価に利用されつつある．

❷ 遅延造影 MRI

MR 造影剤静注後約 10 分で，造影剤は細胞外液にほぼ均一に分布する．造影後約 10 分後の造影遅延相にインバージョンリカバリ法による遅延造影 MRI を撮影すると，細胞外液成分が多い心筋梗塞や線維化が白く，細胞外液が少ない正常心筋は黒く描出される[7]．MRI は核医学よりも空間分解能が高いため，心内膜下梗塞や右室梗塞も明瞭に描出され，心筋症の線維化病変も診断可能である[8]．

❸ 負荷心筋血流 MRI

MR 造影剤を急速静注し，造影剤による心筋の染まりを経時的に観察して心筋血流を診断する検査法である．冠動脈狭窄に伴う心筋虚血の診断ではアデノシンや ATP による薬物負荷が行われる．負荷心筋血流 MRI は空間解像度が高いため，心内膜下虚血も明瞭に描出され，冠動脈多枝病変も心筋全周性の内膜下虚血として診断できる．負荷心筋血流 MRI は負荷心筋 SPECT と比較して冠動脈病変診断能に有意に優れている[9]．

❹ T2 強調 MRI

心筋浮腫の診断に用いられる撮影法で，急性心筋梗塞，急性心筋炎，たこつぼ心筋症などで病変部は浮腫の存在を反映し，高信号の領域として描出される[10]．

❺ 冠動脈 MRA

冠動脈 CT は冠動脈病変の除外診断に高い有用性を示すが，放射線被曝を伴い，造影剤投与を必要とする弱点がある．最近では冠動脈 MRA の撮影法が進歩し，自由呼吸下に呼吸同期と心電図同期を併用して，放射線被曝や造影剤投与なしに，約 10 分程度の撮影で冠動脈全体の MRA が得られる[11]．周産期心筋症において，冠動脈 MRA は冠動脈疾患や冠動脈奇形などの除外診断に一定の有効性が期待できる．

❻ T1 マッピング

MR 装置の高磁場内で，組織は固有の T1 緩和時間（T1；単位 ms）をもっており，心筋組織の T1 値をピクセルごとに計測すると，組織性状を反映した T1 マップが得られる．一般に，心筋浮腫などで水分が増加した場合や，心筋線維化，アミロイド沈着などは T1 緩和時間を延長する．一方，心筋

への脂質沈着（心Fabry病）や鉄沈着ではT1緩和時間が短縮する．周産期心筋症においても，非造影T1マッピングは浮腫や線維化などの心筋の組織学的異常診断の有効性が期待できる[12]．T1マッピングのもう1つの利用方法は，造影前後における心筋と左室内腔血液のT1緩和時間を測定し，血液検査でのヘマトクリット値を用いた補正により，細胞外容積分画（extra-cellar volume：ECV）を定量的に計測する方法である．ECVの増加は組織の線維化との密接な相関が知られており，遅延造影MRIでは異常を検出できない比較的軽微な線維化を示す心筋においてもECVの増加がみられる．心筋のECVは非虚血性心筋疾患，高血圧性心疾患や糖尿病などに伴うびまん性心筋線維化などさまざまな原因で増加し[13]，予後評価における有効性や心不全増悪との関連性も指摘されており[14]，周産期心筋症の診断や病態把握にも有用性が期待される．

[3] 周産期におけるMRI検査の安全性について

妊婦に対する非造影MRI検査は，妊娠初期を含めて安全と考えられている[15]．一方，遅延造影MRIやT1マッピングによるECV計測では，MR造影剤の投与が必要となる．ESURガイドラインでは，造影MRI検査の必要性が特に高い場合に限って，安定性が高く腎性全身性線維症（nephrogenic systemic fibrosis：NSF）低リスクのマクロ型MR造影剤（日本ではマグネスコープ，プロハンス，ガドビスト）を最小必要量（0.1mmol/kg）なら投与してよいと記載されている[16]．ESURガイドラインでは，授乳中のNSF高リスクの造影剤によるMRI検査の場合は，24時間授乳中止とされているが，NSF低リスクのマクロ型MR造影剤を投与の場合には，授乳を中止すべきとの記載はない．

[4] 周産期心筋症患者におけるCMRの役割

● 左室機能と右室機能の正確な診断と経過観察

シネMRIは，①オペレータ依存性が低く計測値の再現性が高い，②骨や肺の空気によって撮影断面が制約されない，③右室機能を正確に診断できる，④心筋重量の計測精度が他の方法より高い，などの特徴を有する．周産期心筋症患者では，心エコーによる画質不良例，右室不全例，治療による心機能改善効果を正確に把握したい場合，心筋重量の変化を正確に把握したい場合などに，シネMRIが有用と期待される．

最近ではFeature tracking法などによる，グローバルおよび局所の心筋ストレイン解析も可能になっているが，周産期心筋症患者の診断と治療におけるMRIによる心筋ストレイン解析の役割については，今後の研究結果が待たれる．

● 周産期心筋症の組織性状評価

遅延造影MRIは拡張型心筋症患者の組織性状評価と予後予測に高い有効性が示されている．周産期心筋症患者においても，遅延造影MRIは心筋線維化の診断に 表1 図1 ，ブラックブラッドT2強調画像は心筋浮腫の診断に有用で，MRIは他の診断法では得られない重要な情報を提示する．また，遅延造影MRIによる造影部位は，心筋生検の実施部位の選択にも役立つ．周産期心筋症における遅延造影の頻度は0%から71%と報告により非常にばらつきがある．拡張型心筋症では，心筋中層の遅延造影は重篤な不整脈の発生や不整脈死と密接な関連を有している．しかし，現在のところ周

表1 周産期心筋症における遅延造影の頻度

文献	患者数	撮影時期	遅延造影の頻度
Mouquet F, et al. Eur Radiol. 2008; 18: 2765[17]	8	急性期：診断後2週以内：8回 慢性期：診断後6カ月：8回	0%（0/8）
Renz DM, et al. Rofo. 2011; 183: 834[18]	6	急性期：診断後20日以内：5回 慢性期：初回撮影から40〜125日後（6回），診断から238日後（1回）：7回	33%（2/6）
Arora NP, et al. Am J Med Sci. 2014; 347: 112[19]	10	急性期：診断後6日以内：4回 慢性期：診断後1〜72カ月：11回	40%（4/10）
Haghikia A, et al. ESC Heart Fail. 2015; 2: 139[20]	34	急性期：診断後2週以内：34回 慢性期：診断後5±1カ月：27回	71%（24/34）
Schelbert EB, et al. J Am Heart Assoc. 2017; 6: e005472[21]	40	急性期：産後31±24日：34回 慢性期：産後188±30日：25回	7.5%（3/40）

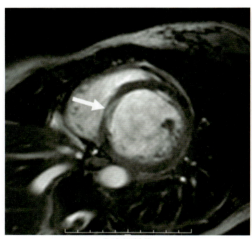
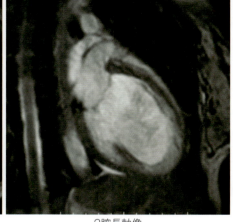

左室短軸像　　　　　　　　　2腔長軸像

図1　拡張型心筋症の家族歴を持ち，周産期心筋症と診断された一症例の遅延造影 MRI

妊娠前に心疾患の既往はないが，拡張型心筋症の家族歴（父）あり．妊娠高血圧症候群の合併なし．分娩2週間後に高度の息切れで発症．入院時血圧 92/68mmHg．BNP 1442pg/mL．精査のため心臓 MRI が施行された．シネMRではLVEFは18%と高度の左室機能低下を認めた．遅延造影 MRI では中隔に線状の遅延造影を認め局所的な心筋線維化を認めた（白矢印）．心筋生検では，軽度から中等度の心筋細胞肥大および間質の線維化と脂肪浸潤が認められ基礎疾患として拡張型心筋症の可能性も示唆された．

産期心筋症における遅延造影と予後の関連についてはデータの蓄積は不充分であり，今後症例を蓄積して検討すべき課題と思われる[17-21]．

　造影前のT1マッピングによるT1緩和時間は，心筋線維化や心筋浮腫の存在を，遅延造影 MRI やT2強調 MRI よりも高感度に提示する．また，造影前後のT1マッピングによる ECV 定量計測は，遅延造影 MRI では検出できない，びまん性の比較的軽度の心筋線維化も検出できる．ただし，T1マッピングによる心筋線維化の診断は疾患特異性が低く，さまざまな心筋疾患において心筋 T1 値の延

長が報告されており，T1マッピングによる周産期心筋症と他の原因による心筋異常の鑑別には限界があることを念頭におく必要がある．

■引用文献

1) Demakis JG, Rahimtoola SH. Peripartum cardiomyopathy. Circulation. 1971; 44: 964-8.
2) Sliwa K, Fett J, Elkayam U, et al. Current state of knowledge on aetiology, diagnosis, management, and therapy of peripartum cardiomyopathy: a position statement from the Heart Failure Association of the European Society of Cardiology Working Group on peripartum cardiomyopathy. Eur J Heart Fail. 2010; 12: 767-77.
3) Kramer CM, Barkhausen J, Flamm SD, et al. Society for Cardiovascular Magnetic Resonance Board of Trustees Task Force on Standardized Protocols. Standardized cardiovascular magnetic resonance imaging (CMR) protocols, society for cardiovascular magnetic resonance: board of trustees task force on standardized protocols. J Cardiovase Magn Reson. 2008; 10: 35.
4) Semelka RC, Tomei E, Wagner S, et al. Normal left ventricular dimensions and function: interstudy reproducibility of measurements with cine MR imaging. Radiology. 1990; 174: 763-8.
5) Lima JA, Jeremy R, Guier W, et al. Accurate systolic wall thickening by nuclear magnetic resonance imaging with tissue tagging: correlation with sonomicrometers in normal and ischemic myocardium. J Am Coll Cardiol. 1993; 21: 1741-51.
6) Pedrizzetti G, Claus P, Kilner PJ, et al. Principles of cardiovascular magnetic resonance feature tracking and echocardiographic speckle tracking for informed clinical use. J Cardiovasc Magn Reson. 2016; 18: 51.
7) Kim RJ, Wu E, Rafael A, et al. The use of contrast-enhanced magnetic resonance imaging to identify reversible myocardial dysfunction. N Engl J Med. 2000; 343: 1445-53.
8) McCrohon JA, Moon JC, Prasad SK, et al. Differentiation of heart failure related to dilated cardiomyopathy and coronary artery disease using gadolinium-enhanced cardiovascular magnetic resonance. Circulation. 2003; 108: 54-9.
9) Greenwood JP, Maredia N, Younger JF, et al. Cardiovascular magnetic resonance and single-photon emission computed tomography for diagnosis of coronary heart disease (CE-MARC): a prospective trial. Lancet. 2012; 379: 453-60.
10) Abdel-Aty H, Boyé P, Zagrosek A, et al. Diagnostic performance of cardiovascular magnetic resonance in patients with suspected acute myocarditis: comparison of different approaches. J Am Coll Cardiol. 2005; 45: 1815-22.
11) Yoon YE, Kitagawa K, Kato S, et al. Prognostic value of coronary magnetic resonance angiography for prediction of cardiac events in patients with suspected coronary artery disease. J Am Coll Cardiol. 2012; 60: 2316-22.
12) Moon JC, Messroghli DR, Kellman P, et al. Myocardial T1 mapping and extracellular volume quantification: a Society for Cardiovascular Magnetic Resonance (SCMR) and CMR Working Group of the European Society of Cardiology consensus statement. J Cardiovasc Magn Reson. 2013; 15: 92.
13) Nakamori S, Dohi K, Ishida M, et al. Native T1 mapping and extracellular volume mapping for the assessment of diffuse myocardial fibrosis in dilated cardiomyopathy. JACC Cardiovasc Imaging. 2018; 11: 48-59.
14) Youn JC, Hong YJ, Lee HJ, et al. Contrast-enhanced T1 mapping-based extracellular volume fraction independently predicts clinical outcome in patients with non-ischemic dilated cardiomyopathy-a prospective cohort study. Eur Radiol. 2017; 27: 3924-33.

15) Ray JG, Vermeulen MJ, Bharatha A, et al. Association between MRI exposure during pregnancy and fetal and childhood outcomes. JAMA. 2016; 316: 952-61.
16) European Society of Urogenital Radiology. ESUR Guideline on Contrast Media 9.0. http://www.guerbet.nl/servicematerialen/esur-guidelines-on-contrast-media-v-90.html ,accessed May 25, 2018.
17) Mouquet F, Lions C, de Groote P, et al. Characterisation of peripartum cardiomyopathy by cardiac magnetic resonance imaging. Eur Radiol. 2008; 18: 2765-9.
18) Renz DM, Röttgen R, Habedank D, et al. New insights into peripartum cardiomycpathy using cardiac magnetic resonance imaging. Rofo. 2011; 183: 834-41.
19) Arora NP, Mohamad T, Mahajan N, et al. Cardiac magnetic resonance imaging in peripartum cardiomyopathy. Am J Med Sci. 2014; 347: 112-7.
20) Haghikia A, Röntgen P, Vogel-Claussen J, et al. Prognostic implication of right ventricular involvement in peripartum cardiomyopathy: a cardiovascular magnetic resonance study. ESC Heart Fail. 2015; 2: 139-49.
21) Schelbert EB, Elkayam U, Cooper LT, et al. Investigations of Pregnancy Associated Cardiomyopathy (IPAC) investigators. Myocardial damage detected by late gadolinium enhancement cardiac magnetic resonance is uncommon in peripartum cardiomyopathy. J Am Heart Assoc. 2017; 6: e005472.

〈二井理文　池田智明〉

第VII章 病理組織学的診断

> **要約** *summary*
> - 周産期心筋症の病理所見は肉眼・光顕所見ともに非特異的である．
> - 周産期心筋症が疑われる症例において，心筋炎や二次性心筋症など心不全をきたす他の心疾患との鑑別が必要な場合に，心筋生検が推奨される．

周産期心筋症の病理所見は肉眼・光顕所見ともに拡張型心筋症に類似し，特異的なものはない．一方で後述のごとく病理組織学的に心筋炎が一定の割合で認められ，出産直後の劇症型心筋炎による突然死[1]の報告もある．したがって心内膜心筋生検が行われた場合，その主な目的は心筋炎の有無を判定すること，また二次性心筋症（サルコイドーシスや蓄積病など）など心不全をきたす基礎疾患の有無を調べることにある．その上で心筋細胞の変化や線維化の程度を評価する．剖検例の場合には，拡張型心筋症様や急性心不全を呈する各種疾患について鑑別し，冠動脈解離や冠動脈塞栓などによる虚血性心疾患にも留意して検索する．

具体的に周産期心筋症の組織学的所見は，心筋細胞の肥大や核の濃染・不整，間質の線維化などの非特異的所見である 図1 ．これらは症例により種々の程度にみられる点でも拡張型心筋症と類似しており，質的に両者を区別できる所見はなく程度にも差がないと報告されている[2,3]．その他間質の水腫や心内膜肥厚もみられることがある．

心筋炎の診断にはわが国の「急性および慢性心筋炎の診断・治療に関するガイドライン（2009年改訂版）」[4] や Dallas 基準[5] が用いられる．心筋炎は，1982年に英国の施設から心内膜心筋生検により心筋炎の診断に至った周産期心筋症連続3例の報告[6]がなされて以降，重要な病因として注目され，周産期心筋症における心筋炎の頻度について心内膜心筋生検を用いた検討が複数の施設から相次いで報告された．研究対象症例の 8.8〜62％ と報告によりかなりばらつきがあるが，これらの頻度で何らかの心筋炎所見が組織学的にみられた[2,3,7,8]．頻度の違いは，用いる心筋炎基準が定まっておらずその解釈も観察者間で異なることや，希少疾患のため症例数が少ないこと，生検のタイミング，地理的な違い，サンプリングエラーなどが影響していると考えられる．心筋炎の程度も，炎症細胞浸潤に心筋細胞傷害を伴う活動性心筋炎で炎症細胞浸潤が高度なものから，軽度で局所的なもの，また心筋細胞傷害を伴わない炎症細胞浸潤のみのもの（Dallas 基準の境界型心筋炎 borderline myocarditis に相当）図2 と多様である．当初免疫抑制剤による治療効果も期待されたが，自然軽快例もありランダム化試験は行われていない．また組織学的な心筋炎の有無で周産期心筋症の予後に差異はないとの報告もある[8]が，その後は十分に検証されていない．

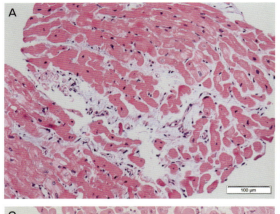
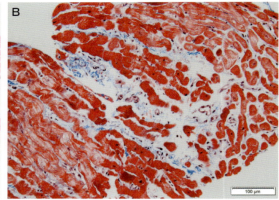
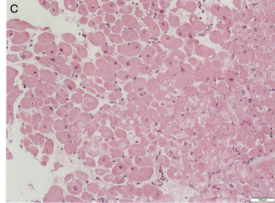

図1 周産期心筋症（心筋生検組織像）
A：HE染色．心筋細胞の軽度の肥大，間質水腫を認める．
B：Masson's trichrome染色．間質に軽度の線維化を認める．
C：HE染色．心筋細胞の大小不同，核の変形や濃縮を伴う．心筋炎を示す明らかな炎症細胞細胞浸潤や蓄積病を疑う高度の空胞変性は認めない．

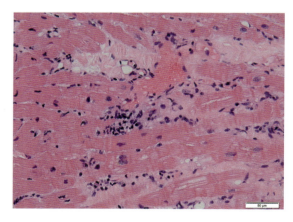

図2 周産期心筋症の臨床診断で，心筋生検により間質の線維化内に心筋細胞傷害を伴わない炎症細胞浸潤（境界型心筋炎に相当）を認めた症例（HE染色）

　二次性心筋症に関しては，周産期心筋症として発症した心臓サルコイドーシスの報告が散見され注意が必要である[3,6]．サルコイドーシスでは，非乾酪性の類上皮細胞肉芽腫の存在が特徴的であるが，病変が斑状であるため生検標本内には肉芽腫が得られず，移植摘出心や剖検心で初めて診断されることもある．本稿では各二次性心筋症の詳細な説明は控えるが，日本循環器学会他合同研究班による「拡張型心筋症ならびに関連する二次性心筋症の診療に関するガイドライン」（引用文献に2011年

版を記載したが近日改訂版が公開予定)9) も参考に，拡張型心筋症との鑑別を要する各種病態を念頭に組織学的検索をすることが重要である．

■文献引用

1) Ciccone MM, Dentamaro I, Carbonara S, et al. Fulminant peripartum myocarditis associated with sudden cardiac death: a case report. Cardiovasc Pathol. 2016; 25: 87-9.
2) O'Connell JB, Costanzo-Nordin MR, Subramanian R, et al. Peripartum cardiomyopathy: clinical, hemodynamic, histologic and prognostic characteristics. J Am Coll Cardiol. 1986; 8: 52-6.
3) Rizeq MN, Rickenbacher PR, Fowler MB, et al. Incidence of myocarditis in peripartum cardiomyopathy. Am J Cardiol. 1994; 74: 474-7.
4) 班長 和泉 徹．循環器病の診断と治療に関するガイドライン（2008年度合同研究班報告）．急性および慢性心筋炎の診断・治療に関するガイドライン（2009年改訂版）http://www.j-circ.or.jp/guideline/pdf/JCS2009_izumi_h.pdf
5) Aretz HT. Myocarditis: the Dallas Criteria. Hum Pathol. 1987; 18: 619-24.
6) Melvin KR, Richardson PJ, Olsen EG, et al. Peripartum cardiomyopathy due to myocarditis. N Engl J Med. 1982; 307: 731-4.
7) Sanderson JE, Olsen EG, Gatei D. Peripartum heart disease: an endomyocardial biopsy study. Br Heart J. 1986; 56: 285-91.
8) Felker GM, Jaeger CJ, Klodas E, et al. Myocarditis and long-term survival in peripartum cardiomyopathy. Am Heart J. 2000; 140: 785-91.
9) 班長 友池仁暢．循環器病の診断と治療に関するガイドライン（2009-2010年度合同研究班報告）．拡張型心筋症ならびに関連する二次性心筋症の診療に関するガイドライン．http://www.j-circ.or.jp/guideline/pdf/JCS2011_tomoike_h.pdf

〈大郷恵子　植田初江〉

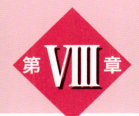

妊産婦における症状・身体所見の診方と検査の進め方

要約 summary

- 妊産婦では，健常な妊娠・産後経過においても，浮腫・息切れ・動悸などの症状がみられ，心不全徴候との鑑別が難しい．
- 症状や身体所見から異常な病態が否定できない時には，積極的に血液検査・12誘導心電図・胸部X線などの一般検査を施行し，必要に応じて積極的に心エコー検査を追加する．

　妊娠・出産・産後は，自分ではコントロールできない不可抗力な身体的・精神的変化を受ける特殊な時期である．非妊娠時には経験しえないこの変化に対し，それが健常なのか，異常なのか，妊産婦本人ではその判断は難しい．症状の訴えは，個人差が大きい．多くの妊婦が問題なく妊娠・出産を終えていく中，妊産婦の自覚症状から真の異常を見つけ出し，介入すべき病態を早期に検出するのは，医療者側にとっても容易ではない．しかし，妊産婦の心イベントを見逃せば，母体のみならず，児の人生にも大きく影響する．妊産婦の訴えを"妊娠・産後経過に伴う生理的な症状"だと軽視するのではなく，常に"異常"である可能性も念頭に置いた診療が重要である．

　妊娠期には，血行動態の変化や腹部膨隆，体重増加などにより，息切れ・動悸，頻脈，浮腫などは

```
┌─────────────────────────────────┐
│         妊娠・産後              │
│ 呼吸困難・息切れ*    胸痛       │
│ 発作性夜間呼吸困難・起座呼吸 咳 │
│ 全身倦怠感*          動悸*      │
│ 運動耐容能低下*      頻脈*      │
│ 末梢浮腫*            不整脈     │
│ 体重増加*            ショック   │
│ 肝腫大・頸静脈怒張   意識障害   │
└─────────────────────────────────┘
         ↓ 異常が疑われるとき
           (*は正常妊娠・産後にもみられる)
┌─────────────────────────────────┐
│         一般検査など            │
│ ✓ 詳細な家族歴，既往歴，病歴の聴取 │
│ ✓ 血液検査                      │
│ ✓ 12誘導心電図                  │
│ ✓ 胸部X線                       │
└─────────────────────────────────┘
         ↓ 心疾患が疑われるとき
┌─────────────────────────────────┐
│      経胸壁心エコー検査         │
└─────────────────────────────────┘
```

図1 妊産婦における症状・身体所見と検査の進め方

健常経過でもしばしば認められる[1-4]．分娩後に一過性に浮腫が増悪するケースもみられる．まずはこれらの症状や所見が生理的な範疇なのか，病的かを鑑別する．これらの症状や身体所見が顕著である場合や，意識障害・失神・ショックなどの重篤な症状であれば原因疾患の存在を疑えるが，軽度であれば判断に難渋する場合も多い．"異常"な病態による症状や身体所見の特徴を考慮した上で，自信をもって否定できなければ，積極的に検査を追加し，総合的に判断する必要がある[1,5]．図1 ．

[1] 妊娠・産後経過における症状・身体所見

妊娠・産後の健常経過にもみられる種々の症状や身体所見は，心不全で一般的な徴候に類似している．しかし，それぞれの特徴を把握することで，"異常な病態"を見極めやすくなる．詳細な病歴聴取と身体所見が基本である．

❶ 症状

① 呼吸困難・息切れ

多少の労作時の息切れは，特に妊娠後期では高頻度にみられる．しかし，安静時呼吸困難や発作性夜間呼吸困難，起座呼吸は重症心不全（NYHA心機能分類Ⅳ）の典型的な症状であり 表1 [6]，"安静時"の呼吸困難には留意すべきである[5]．起座呼吸は，臥位では呼吸困難が増強し，座位で軽減するのが特徴である．臥位では心臓への静脈還流が増加することが一因となる．しかし，妊娠後期でみられる逆流性食道炎も時に臥位で悪化する息苦しさと表現され，心不全症状と紛らわしい．鑑別点は，労作時呼吸困難の有無で，安静時呼吸困難を生じる重症心不全では，労作時でも著明な呼吸困難を自覚するはずである．逆流性食道炎では，妊娠経過に伴う労作時息切れは存在しても軽度であろう．

また，"突然"の呼吸困難では，肺血栓塞栓症や羊水塞栓症，急性冠動脈疾患（胸痛を伴う），不整脈（ときに息苦しいと表現される）も鑑別にあげる．緊急性の高い救急疾患を念頭におく（→ Ⅸ 参照）．

② 動悸

動悸の訴えは，ただ単に脈が速くなっている場合と，脈のリズムが乱れている場合がある．診察時に症状があればすぐに脈を診て脈拍数とリズムを確認後（持続が短く心電図施行までに消失する可能性がある），12誘導心電図を施行する．症状がなければ，症状のある時の脈の速さやリズム，持続時

表1 NYHA（New York Heart Association）の心機能分類

Ⅰ度	心疾患があるが，身体活動に制限なし，通常の労作で症状なし
Ⅱ度	心疾患があり，身体活動が軽度に制限される，通常の労作で症状あり
Ⅲ度	心疾患があり，身体活動が著しく制限される，通常以下の労作で症状あり
Ⅳ度	心疾患があり，すべての身体活動で症状が出現する．安静時にも症状があり，労作で増強する

(Criteria Committee, New York Heart Association, Inc. Diseases of the Heart and Blood Vessels. Nomenclature and Criteria for diagnosis. 6th ed. Boston: Little, Brown and Co. 1964; p.114)

間，状況（安静時／労作時，出やすい時間帯，きっかけや再現性があるかなど）を問診する．次回出現時には，これらの項目を意識し記録してもらうよう指示する．"脈がとんでいる，抜けている"などの訴えは，期外収縮である可能性が高い．しかし，心電図波形がない限り不整脈の正確な診断はできないため，有症状時にいかに心電図を記録できるかが重要である．症状の出現が頻回であれば，24時間心電図（Holter心電図）を検討する．

③ 浮腫

下腿浮腫は，通常の妊娠・産後経過でもしばしば認められる．個人差が大きく，病的な浮腫との線引きは難しい．分娩前に見られる場合もあれば，分娩後に新規に出現することもある．健常の経過では，分娩後に一過性に増悪しても1週間程度で自然に改善することが多い．浮腫出現時の，他の症状や所見の有無が重要で，いつから，どのように，左右差はある（あった）か，痛みや発赤，熱感を伴ったかなどを確認する．

④ 胸痛

冷汗を伴う激痛は急性冠症候群の可能性があり，緊急の対応が求められる．心筋炎や心膜炎でも胸痛を伴う．急性肺血栓塞栓症の可能性もあるが，胸部症状は乏しく，呼吸困難やめまいが前面にでることが多い．Marfan症候群など特殊な基礎疾患のある場合は大動脈解離も疑う．いずれにしても心電図，血液検査，胸部X線，心エコー検査を迅速に行う．"胸が痛い"と感じる原因は多岐にわたり，冷汗を伴わない胸痛，弱い胸痛（チクチクする），一瞬で持続時間が短い胸痛（ズキンとした），圧痛を伴う胸痛（押したり動かしたりすると痛い）などは，期外収縮や消化器疾患（逆流性食道炎など），整形外科的疾患の場合が多く，性状と出現時の状況を詳細に聴取し総合的に判断する．

⑤ 意識障害・失神・ショック

明らかに異常である．子癇などの産科的原因や脳血管障害に加え，心原性ショックや広範な肺血栓塞栓症の可能性も考え，心エコー検査を含めた迅速な心精査を必要とする．

意識障害・不穏・記銘力低下は，低心拍出の症状として出現し得る[7]．一過性の意識消失である失神は，心室頻拍や洞停止・房室ブロックなどで，全般的に脳血流が低下した際にもみられる．一時的な不整脈は，来院時に自然停止していることも多く捉えることが困難である．原因不明の意識障害やショックでは来院後，心電図モニターをつけて，慎重に観察する．

❷ 身体所見

① バイタルサイン（血圧，脈拍，体温）

• 血圧

基本にして最も重要である．血圧は，定期妊婦健診時の値を参考とし，絶対値とともに，直近の血圧値との変化にも注目する．心原性ショックでは収縮期血圧90 mmHg未満，もしくは通常血圧より30mmHg以上の低下がみられ，意識障害，乏尿，四肢冷感，チアノーゼがみられる．低心拍出量を反映した著明な末梢循環不全では四肢は冷たく湿潤し，血色が悪く，蒼白で，口唇や爪床にチアノーゼを認める[7]．循環動態の安定化を最優先に取り組み，迅速に原因を特定し対応する必要がある．

• 脈拍

妊娠経過に伴い心拍数は増加する[1-4]．切迫早産で使用される塩酸リトドリンなどの子宮収縮抑制薬投与により頻脈は助長され，ときに120/分に至る場合もある．肺血栓塞栓症や心不全では洞性頻

脈がみられるが全例に伴うわけでもなく，また周産期心筋症診断時の心拍数は約 90 〜 100/ 分程度という報告もあり[8,9]，脈拍数のみで病的かどうかの鑑別は難しい．しかし，安静時心拍数が 150/ 分以上ではリズムが整であっても心房粗動や発作性上室性頻拍などの頻脈性不整脈の可能性が高く，12 誘導心電図を施行して判断すべきである．

脈拍のリズムが不整であれば不整脈ではあるが，呼吸によって変化する洞性不整脈は健常若年者でたびたびみられ，介入は不要である．

- 体温

高熱がみられれば何らかの感染が関与している可能性がある．各種培養や血液検査に加え，インフルエンザチェックも必要である．インフルエンザは，夏も含め 1 年中発症はあり，治療方針や感染管理の問題上鑑別は重要である．インフルエンザウイルスは，心筋炎の原因にもなりえ，ときに致死的となる．

② 頸静脈

頸静脈怒張は，一般的には右心不全（両心不全含む）や肺高血圧（肺血栓塞栓症含む）での右房圧上昇時に認められる．妊娠期には通常頸静脈圧は上昇しているが[5]，心不全ではより高度となる．一般的な心不全診療において，厳密には，上半身を 45 度に挙上した状態で，胸骨角からの内頸静脈拍動の頂点までの垂直距離を計測し，3cm 以上あれば静脈圧の上昇ありと判断する[7]．簡易的には，座位で頸静脈怒張を認めれば病的の可能性が高く，外来診療でも有用な所見である．

③ 胸部聴診

- 心聴診

心不全では III 音によるギャロップ（奔馬調律）が特徴的であるが，判断には経験を要する．原因疾患の病態を反映して，心雑音が聴取される．弱い収縮期雑音は正常でも聴取されることがあるが，拡張期雑音は全て異常である．

- 肺聴診

軽症な心不全では座位にて吸気時に下肺野の水泡音（coarse crackles）を聴取し，心不全の進展に伴い肺野全体で聴取される[7]．喘鳴は心不全が原因で起こることもあり，気管支喘息との鑑別を要する．

④ 下肢浮腫の有無

左右差があれば深部静脈血栓症を疑い下肢静脈エコーを追加する．熱感や痛みを伴う際は蜂窩織炎などの感染も疑う．心不全や腎不全では通常両側下肢に浮腫が認められる．高血圧や蛋白尿，呼吸困難増悪の有無も踏まえて，妊娠高血圧症候群や心不全の可能性を考える．

[2] 検査の進め方

以上の特徴を考慮しても，身体所見や症状だけで心不全の有無を鑑別するのは容易ではない．12 誘導心電図，胸部 X 線（妊娠週数により影響を考慮して），血液検査は簡便で，結果も迅速に出るのでさらなる精密検査を施行すべきかの参考になる．

❶ 一般検査（スクリーニング）

① 確認すべき血液検査項目[1]

● 血算

高度な貧血は，労作時息切れや全身倦怠感，頻脈の原因になる．白血球の増加は，炎症・感染の初期からみられる．頻脈の原因になる．

● Dダイマー

深部静脈血栓症や肺血栓塞栓症で上昇する．通常の妊娠経過でも軽度上昇を認めることがあり[10]，その解釈には注意を要する．

● 生化学

肝腎機能障害，低Alb血症は浮腫の原因となる．重症心不全では肝腎機能障害を合併することがある．CaやMgを含めた電解質を確認する[11]．電解質異常（特に低カリウム血症や高カリウム血症）は，不整脈の原因となる．

● CRP

炎症が頻脈の原因となることがある．感染徴候が強ければ，血液培養やプロカルシトニンを追加する．

● TSH（甲状腺刺激ホルモン），T4（甲状腺ホルモン）

甲状腺機能亢進症は，頻脈や不整脈，心不全の原因となる．甲状腺機能異常は若い女性にもしばしば合併するので確認が必要である．

● BNPまたはNT-Pro BNP

BNPとNT-Pro BNPは，主として心室の壁応力（伸展ストレス）に応じて速やかに生成・分泌され，心不全では重症度に応じて血中濃度が増加するホルモンである．血漿BNP値において一般的正常値である18.4 pg/mL以下であれば，潜在的な心不全の可能性はきわめて低いと判断される．100 pg/mL以上では，治療対象となる心不全である可能性があり[6,7]，心エコー検査の早期実施が望ましい．血漿BNP値は正常妊娠・分娩でも軽度上昇するという報告[12]や，逆に異常高値でも心臓の機能的器質的異常や心内圧上昇所見を認めず臨床的な心不全徴候を呈さない症例も経験する．数値の解釈を妊娠・産後にそのまま当てはめられるかは不明であるが，血液検査で簡便に得られる情報であり，異常を検出する手段としては有用である．

● トロポニンTまたはI

心筋逸脱酵素であり，急性冠症候群で上昇する．明らかな冠動脈病変がなくても，心不全や心筋炎でも上昇を認める[7,13]．異常値であれば12誘導心電図，心エコー検査の早期実施が望ましい．ただし，腎機能障害があれば軽度上昇するので，腎機能を加味した解釈が必要である．

② 胸部X線

心拡大は心不全所見の1つであるが，妊娠期には腹部の膨隆により横隔膜が挙上し，心胸郭比の増大を認め，解釈には注意を要する．

胸水や，左心不全によるうっ血所見を見極める．軽度の左心不全では肺尖部への血流再分布所見（cephalization：角出し像）を認める（肺静脈圧15〜20 mmHg）．重力に逆らう上方への肺静脈拡張像であり，立位で撮影する必要がある．間質性肺水腫（肺静脈圧20〜30 mmHg）になると，肺気管周囲（peribronchial）や肺血管周囲（perivascular）の浮腫（cuffing sign）やカーリー（Kerley's

A，B，C 線が出現する[7]．さらに進行すると，肺胞性肺水腫（肺静脈圧 30mmHg 以上）となり蝶形像（butterfly shadow）がみられ[7]，座位や臥位の撮像でも確認できる．

③ 12 誘導心電図（→ VI-2 参照）

心拍数とリズムから，不整脈の有無の確認と診断ができる．P 波や Q 波，QRS 波の異常，ST-T 変化があれば，心疾患や心負荷を呈する病態が疑われ，心エコー検査を施行すべきである．

❷ 心エコー検査 （→ VI-1 参照）

前述の検査で異常を認め，症状や身体所見を病的と判断した場合，次に施行すべきは心エコー検査である．心エコーでは，① 形態評価（心筋や弁の性状，壁厚，心腔や血管のサイズ・バランス，異常構造物の有無，先天的な構造異常の有無），② 機能評価（心筋の収縮能や拡張能，異常運動の有無，弁の逆流や狭窄の有無とその重症度評価）【表2】，③ 血行動態指標の推定（血流速度からの心拍出量の算出やうっ血指標の評価）を非侵襲的に行える．妊娠期にも安全に繰り返し施行でき，原因疾患の検出と病態評価が簡便にできる有用な検査である[5]．心エコーの結果を元に，次に行うべき精査や治療方針を決定する．

① 原因疾患の検出

原因心血管疾患が検出された際，妊娠前からの既存の疾患か，新規発症の疾患かの 2 つの可能性が考えられる．既存であっても，既知とは限らず妊娠期に初めて診断に至る場合もある．

心エコーでは，先天性心疾患（成人期に発見される先天性心疾患では，心房中隔欠損症や大動脈二尖弁が多い）を示唆する構造異常や弁の器質的機能的異常の有無を確認する．左室壁運動異常，左室拡大や左室壁厚異常などに，以前に検査が施行されていなければ既存の心病変か新規発症病変かの鑑

表2 心エコー検査で評価すべき項目

① 原因疾患の検出	
主な評価項目	疑われる疾患・病態
● 構造異常（奇形）	先天性心疾患
● 弁性状・弁機能障害（逆流・狭窄）	弁膜症（一次性・二次性）（先天性・後天性）
● 左室異常 　壁運動（びまん性，局所的な低下） 　壁厚（肥厚，菲薄化） 　心腔（拡大，狭小化）	虚血性心疾患・心筋症・心筋炎（新規発症・既存）など
● 右室拡大	右室圧負荷（肺高血圧，肺動脈狭窄，右室流出路狭窄など） 右室容量負荷（心房中隔欠損症，中等度以上の三尖弁逆流など） 右室心筋障害（不整脈原性右室心筋症，サルコイドーシスなど）

② 血行動態の評価	
主な評価項目	推定できる血行動態指標
TRPG（右室-右房圧較差）	右室収縮期圧，肺動脈収縮期圧
PRPG（肺動脈弁圧較差）	肺動脈拡張期圧
IVC（下大静脈径）	右房圧
TMF（僧帽弁通過血流束波形）	左房圧　左室拡張末期圧
E/e'	左房圧　左室拡張末期圧
SV（1 回拍出量）	1 回拍出量，心拍出量

※ただし，心疾患・病態によっては使用できない指標あり．

別は難しい．詳細な現病歴の聴取とともに，その他の所見を総合的に判断し，確定診断には追加精査が必要となる場合が多い．

　右心拡大は，心房中隔欠損症や三尖弁逆流などの右室容量負荷，右室圧上昇をきたす圧負荷（肺血栓塞栓症や肺動脈性肺高血圧，肺動脈狭窄など）の存在を示唆する．心室中隔を介した左室の変形様式により，大まかな鑑別は可能である．右室容量負荷では拡張末期に，圧負荷では収縮末期から拡張早期に心室中隔の圧排所見が顕著となる．右室拡大を呈する稀な原因として心筋症（不整脈原性右室心筋症，心臓サルコイドーシスなど）もあげられる．

② 血行動態の評価

　三尖弁逆流の連続波ドプラ最大血流速度から求められる収縮期の右室-右房圧較差（TRPG）の上昇は，右室流出路狭窄や肺動脈弁狭窄がなければ肺動脈収縮期圧の上昇を示唆する．肺高血圧の有無と重症度評価が可能な簡便な指標であり有用である．その他，1回拍出量（SV），僧帽弁通過血流速波形（左室流入血流速波形）や E/e' による左房圧推定，肺動脈弁逆流の拡張末期速度から求める肺動脈拡張末期圧や左房圧の推定，下大静脈径と呼吸性変動の有無から推測する右房圧の推定などを駆使し，血行動態（うっ血と低心拍出，肺高血圧など）を把握する[14,15]．ただし，妊娠期には入射が不良なこともしばしばであり，心エコー検査の数値だけを過信すると病態を見誤る恐れがある．病態の評価には，施行された条件も考慮した専門的な熟練した判断が求められる．

■引用文献

1) Bauersachs J, Arrigo M, Sliwa K, et al. Current management of patients with severe acute peripartum cardiomyopathy: practical guidance from the Heart Failure Association of the European Society of Cardiology Study Group on peripartum cardiomyopathy. Eur J Heart Fail. 2016; 18: 1096-105.
2) Sliwa K, Hilfiker-Kleiner D, Mebazaa A, et al. EURObservational Research Programme: a worldwide registry on peripartum cardiomyopathy (PPCM) in conjunction with the Heart Failure Association of the European Society of Cardiology Working Group on PPCM. Eur J Heart Fail. 2014; 16: 583-91.
3) Regitz-Zagrosek V, Lundqvist, CB, Borghi C, et al. ESC Guidelines on the management of cardiovascular diseases during pregnancy: the Task Force on the Management of Cardiovascular Diseases during Pregnancy of the European Society of Cardiology (ESC). Eur Heart J. 2011; 32: 3147-97.
4) 班長 丹羽公一郎．循環器病の診断と治療に関するガイドライン（2009年度合同研究班報告）．心疾患患者の妊娠・出産の適応，管理に関するガイドライン（2010年改訂版）．http://www.j-circ.or.jp/guideline/pdf/JCS2010niwa.h.pdf
5) Thorne SA. Pregnancy in heart disease. Heart. 2004; 90: 450-6.
6) 班長 和泉　徹．循環器病の診断と治療に関するガイドライン（2010年度合同研究班報告）．急性心不全治療ガイドライン（2011年改訂版）．http://www.j-circ.or.jp/guideline/pdf/JCS2011_izumi_h.pdf
7) 班長 筒井裕之．日本循環器学会／日本心不全学会合同ガイドライン．急性・慢性心不全診療ガイドライン（2017年改訂版）．http://www.j-circ.or.jp/guideline/pdf/JCS2017_tsutsui_h.pdf
8) Felker GM, Thompson RE, Hare JM, et al. Underlying causes and long-term survival in patients with initially unexplained cardiomyopathy. N Engl J Med. 2000; 342: 1077-84.
9) Tibazarwa K, Lee G, Mayosi B, et al. The 12-lead ECG in peripartum cardiomyopathy. Cardiovasc J Afr. 2012; 23: 322-9.

10) Kline JA, Williams GW, Hernandez-Nino J. D-dimer concentrations in normal pregnancy: new diagnostic thresholds are needed. Clin Chem. 2005; 51: 825-9.

11) Johnson-Coyle L, Jensen L, Sobey A; American College of Cardiology Foundation; American Heart Association. Peripartum cardiomyopathy: review and practice guidelines. Am J Crit Care. 2012; 21: 89-98.

12) Mayama M, Yoshihara M, Oguchi H, et al. Factors influencing brain natriuretic peptide levels in healthy pregnant women. Int J Cardiol. 2017; 228: 749-53.

13) 班長 和泉 徹. 循環器病の診断と治療に関するガイドライン（2008年度合同研究班報告）. 急性および慢性心筋炎の診断・治療に関するガイドライン（2009年改訂版）. http://www.j-circ.or.jp/guideline/pdf/JCS2009_izumi_h.pdf

14) 班長 吉田 清. 循環器病の診断と治療に関するガイドライン（2009年度合同研究班報告）. 循環器超音波検査の適応と判読ガイドライン（2010年改訂版）. http://www.j-circ.or.jp/guideline/pdf/JCS2010yoshida.h.pdf

15) Nagueh SF, Smiseth OA, Waggoner AD, et al. Recommendations for the evaluation of left ventricular diastolic function by echocardiography: an update from the American society of echocardiography and the European association of cardiovascular imaging. J Am Soc Echocardiogr. 2016; 29: 277-314.

〈小板橋俊美　阿古潤哉〉

第IX章 鑑別診断

要約 summary

- 周産期心筋症の診断には，周産期に発症し得る心不全や，心不全に類似した症状や所見を呈する原因疾患を全て除外する必要がある．
- 特に緊急対応を要する介入可能な疾患は見逃してはならない．

　周産期心筋症は，周産期に新規に左室収縮能が低下し，心不全を発症する病態と定義されているが，他に心不全を発症する基礎心疾患や原因を認めないことが条件である[1-3]．したがって，周産期心筋症の診断には，周産期に発症し得る心不全や心不全に類似した症状や所見を呈する疾患を全て除外する必要がある．迅速に介入すべき救急疾患もあり，周産期に発症した心不全を周産期心筋症と容易に診断してはならない．

　周産期心筋症の症状は，多岐にわたる．併発する心不全の重症度や自覚症状の表現の仕方により，主訴は多様である[1-3]．心不全症状としては，息切れ・呼吸困難・咳・浮腫・動悸・全身倦怠感が一般的だが，重症例は意識障害やショックで救急搬送される．また，心不全症状でも"胸が重い""胸が痛い"と表現されることがある．このような症状に遭遇した時，心不全症状なのか，心不全以外の病態の存在の有無も迅速に見極めなければならない．疑われる原因疾患により追加精査（血液検査項目，心臓カテーテル検査，CT，MRI，血管エコーなど）や緊急性，治療方針が大きく変わってくる．

　既存の心疾患（先天性心疾患・弁膜症・心筋症）による心不全増悪以外の，妊娠・産後期に発症し得る鑑別すべき心・血管疾患と特徴を下記に列挙する 表1 [1]．

表1 周産期に発症し得る心・血管疾患と特徴

	妊娠関連 急性心筋梗塞	肺血栓塞栓症・ 羊水塞栓症	心筋炎	心筋症
主な症状	胸痛，冷汗，嘔気	呼吸困難，胸痛	胸痛，呼吸困難，失神，ショック	呼吸困難
参考となる病歴	動脈硬化リスク因子，エルゴタミン，リトドリン使用歴など	多くは分娩後	先行感染の存在（ウイルス性）	原因によりさまざま
血液検査所見	トロポニンを含む心筋逸脱酵素の上昇	Dダイマーの上昇	心筋逸脱酵素の上昇，BNPの上昇	BNPの上昇
主な心電図所見	ST上昇（低下），T波異常	洞性頻脈，SⅠQⅢTⅢなど，右側胸部誘導の陰性T波	ST-T異常，多彩	頻脈，不整脈など
主な心エコー検査所見	冠動脈支配領域に沿った局所的な壁運動低下や無収縮	閉塞血管床が広範囲な時，右室拡大，右室収縮能低下，McConnell徴候，右室圧上昇（TRPG上昇）	局所的もしくはびまん性の壁運動低下，壁肥厚	左室，右室の収縮障害など

[1] 妊娠関連急性心筋梗塞

　若い女性での急性冠症候群は稀であるが，妊娠は急性心筋梗塞のリスクを3〜4倍増加させるといわれている[4]．欧米での妊娠関連急性心筋梗塞の発生率は，100,000妊娠に対し0.7〜6.2例と報告されている[4,5]．1981年から2001年に日本の医療施設から報告された妊娠関連急性心筋梗塞62例の解析では，発症は妊娠初期から産後，中絶後まであらゆる時期にみられているが，妊娠第3期から産後に頻度が高い傾向がある[4]．

　発症時には多くの場合胸痛を自覚し，急性心筋梗塞に典型的な心電図変化，心筋逸脱酵素の上昇，責任冠動脈支配領域の壁運動低下を認め，妊産婦でも急性心筋梗塞を起こし得るという知識があれば，診断は難しくはない．可能であれば迅速に冠動脈造影を行う．発症機序としては，冠動脈解離が最も多く，冠攣縮，血栓と続く[4]．動脈硬化による心筋梗塞は，高血圧，糖尿病，脂質異常症，喫煙などリスクファクターを有する症例で発症している．また，複数の症例報告から，片頭痛や子宮収縮促進薬として用いられるエルゴタミンは冠攣縮を[6-8]，切迫早産で用いられるリトドリンは心筋虚血を惹起し急性心筋梗塞発症への関与が示唆されている[9,10]．血栓は妊娠期の凝固能亢進が関与していると推測されている．冠動脈解離は，妊娠第3期から産後に好発する．妊娠期には血管壁の脆弱化が起こり，産後6カ月まで持続する[11]．冠動脈解離は左前下行枝や左主幹冠動脈で起こりやすいが，経皮的冠動脈形成術（PCI）の成績は良くはなく，合併症を併発しやすいという報告もあり，一般的な動脈硬化性の急性心筋梗塞とは治療戦略が異なる可能性がある[12]．

[2] 肺血栓塞栓症

　急性肺血栓塞栓症は，産科領域でも母体死亡の原因として重視されている救急疾患である．妊娠は，血流停滞・血液凝固能亢進を起こすことから，血栓形成の後天性因子となっている[13]．妊娠期の血栓塞栓症イベントの発生率は，1,000分娩に対し約1〜2例と報告されている[14]．

　急性肺血栓塞栓症は，静脈や心腔内で形成された血栓が遊離して，急激に肺動脈を閉塞することによって生じる．その塞栓源の約90％以上は，下肢あるいは骨盤内静脈である．急性肺血栓塞栓症の主たる病態は，急速に出現する肺高血圧および低酸素血症だが，その程度により，発現する臨床症状は，無症状から突然死をきたすものまでさまざまである[13]．そのため，疑わなければ診断がつかない場合もある．発症は特に産後，帝王切開後に多い[14]．

　症状は，呼吸困難や胸痛が多く，頻呼吸，咳嗽，血痰，動悸，喘鳴，冷汗，不安感など多種である．閉塞が広範囲に及べば失神やショックを呈する．身体所見では，頻脈・頻呼吸を認め，肺高血圧があればIIpの亢進，右房圧上昇を伴う右心不全があれば頸静脈怒張がみられる．原因となる深部静脈血栓症を合併していれば多くは片側性の下肢腫脹を認める．心電図では右側胸部誘導の陰性T波，洞性頻脈を高頻度に認め，ＳⅠQⅢTⅢ，右脚ブロック，ST低下，肺性P，時計方向回転，右軸偏位，ときにST上昇が見られることもあるが，本症に特異的所見はなく，心電図所見だけでは否定も診断も不可能である[13]．Dダイマーの上昇は血栓の存在を示唆するが，正常妊娠経過でも軽度の上昇を認めることを考慮しなければならない．陰性であれば診断の除外には有用である．心エコー検査では軽度の肺血栓塞栓症の診断は不可能である．右室圧負荷をきたすような広範囲な血管床の閉塞が

第Ⅸ章　鑑別診断

起こった際に，右室拡大を起こす．急激な強い圧負荷では，右室壁運動は障害され，心尖部は保たれるが右室自由壁の壁運動が低下する，いわゆる McConnell 徴候を認める．前項で概説した TRPG（三尖弁圧較差）や左室の圧排所見から右室圧の推定が可能で，重症度評価にも有用である．

　以上の症状，身体所見，検査所見から肺動脈血栓症が疑わしければ，造影 CT で肺動脈および深部静脈の評価を行う．もし循環虚脱があれば，先に経皮的心肺補助装置（PCPS）などの補助循環を挿入した上で精査をすすめる．

[3] 心筋炎

　心筋炎とは，心筋を首座とした炎症性疾患の総称である．重症度や経過は幅広く，炎症の部位や広がりにより病態も多岐にわたる．急性心筋炎は，症状発現日を発症日として特定でき，なかでも急激に進行し発病初期に心肺危機に陥るものを劇症型心筋炎（fulminant myocarditis）という．急性心筋炎の大半を占めるウイルス性リンパ球性心筋炎では原因治療はなく，抗炎療法も確立されていない．そのため徹底した対症療法となる．病態は多彩だが，基本経過は炎症期が 1〜2 週間持続した後に回復期に入る．炎症期を過ぎれば回復に向かうため，カテコラミンや補助循環などあらゆる手段を駆使して急性期を乗り越える[15]．

❶ 診断の流れ

　初期症状は非特異的で，感冒様症状（悪寒，発熱，頭痛，筋肉痛，全身倦怠感）や食思不振，悪心，嘔吐，下痢などの消化器症状が先行することが多いが，欠如することもある．通常，初発症状の数時間から数日後に心症状が出現するが，心筋炎の病態は，炎症の部位や広がりにより，a）局所の心筋，b）心膜側心筋，c）刺激伝導系心筋，d）広範囲の心筋，に炎症が及ぶと，それぞれ急性心筋梗塞様病態，心膜炎様病態，伝導障害，心ポンプ失調などを起こす．対応する心症状は，a．心不全徴候（呼吸困難，浮腫など），b．心膜刺激による胸痛，c．心ブロックや不整脈に随伴する症状（失神，めまい，動悸など），d．ショックなど多彩である．

　血液検査では，CRP の上昇，AST，LDH，CK-MB，心筋トロポニンなどの心筋構成蛋白の増加が認められる．

　心電図は非特異的で多彩だが，ST-T 異常が最も多い．ST 上昇は心膜炎の合併を示唆し，急性心筋梗塞とは異なり，鏡像を伴わない全誘導（aVR を除く）での ST 上昇を認める．限局性の ST 上昇を呈し，急性心筋梗塞と酷似する例もある．心伝導障害（房室ブロックや脚ブロック，心室内伝導障害など）も高頻度に出現する．初めは軽微な変化でも短時間で急激に変化することがあり，連続的な心電図モニターが必須となる．

　心エコー検査では，炎症部位の壁肥厚と壁運動低下を検出する．典型例では全周性求心性壁肥厚（間質の浮腫による）とびまん性壁運動低下，心室内腔の狭小化を認めるが，局所性，拡張型，肥大型，拘束型，虚血性心筋症様などのさまざまな所見をとる．

　心臓 MRI（CMR）では，炎症部位の浮腫を反映して T2 強調画像で高信号となり，細胞膜障害や心筋壊死によりガドリニウム（Gd）遅延造影像（LGE）が認められる．

　確定診断は，心臓カテーテル検査での心内膜心筋生検である．冠動脈造影で冠動脈病変を除外し，

心内膜心筋生検（できれば3カ所以上）にて心筋変性や心筋壊死像，近接する炎症細胞の浸潤像，間質の浮腫を検出する．

❷ 鑑別すべき心筋炎の原因

急性心筋炎の原因の多くが，ウイルス性（原因分類），リンパ球性（組織分類）であるが，特定できないことも多い（特発性）[15]．いずれにしても対症療法である．しかし，好酸球性心筋炎や巨細胞性心筋炎の組織像を呈する場合にはステロイド治療が奏効するため，積極的に心内膜心筋生検を施行し組織診断をつけることが重要である　表2．

表2　心筋炎の分類と特徴

		特徴
組織分類	リンパ球性	最多．対症療法
	好酸球性	ステロイド治療が有効
	巨細胞性	ステロイド治療が有効
	肉芽腫性	ステロイド治療が有効なことがある
病因分類	ウイルス	インフルエンザウイルスでは，時期により抗ウイルス薬が有効
	細菌，真菌，リケッチア，スピロヘータ，原虫，寄生虫，その他の感染症	稀
	薬物，化学物質	メチルドパは心筋炎を起こし得る
	自己免疫，膠原病	原病に対する治療が必要
	サルコイドーシス	ステロイド治療が有効
	アレルギー，川崎病，放射線，熱射病	
	原因不明，特発性	原因は特定できないことが多い

a．インフルエンザウイルス

多くのウイルス感染は対症療法であるが，インフルエンザウイルス感染では早期投与により抗インフルエンザウイルス薬が有効である．インフルエンザウイルスは急性心筋炎の原因となり，劇症化し得る[16,17]．妊産婦での心筋炎発症例も報告されている[18,19]．インフルエンザウイルスは誰でも感染する危険性があり，心筋炎を疑った場合には必ずチェックする必要がある．

b．膠原病

膠原病は若い女性に好発し，妊孕期（妊娠可能期）と重複する．膠原病は非感染性の炎症性疾患であり，全身および多臓器に障害を惹起する．膠原病性心筋炎も腎臓，皮膚，脈絡叢などの障害と同様に免疫複合体の沈着，補体の活性化などを基盤として発症する[15]．SLE（全身性エリテマトーデス）では時に心筋炎が初発となる[20]．基礎疾患への治療（免疫抑制療法）が必要であり，鑑別すべき疾患である．腎機能障害，皮膚・関節・神経病変など他臓器病変の合併が診断の一助となる．血液検査で抗核抗体を含めた自己抗体や補体を確認する　図1．その他，多発性筋炎・皮膚筋炎，強皮症，関節リウマチ，結節性多発動脈炎，アレルギー性肉芽腫性血管炎で心筋炎を発症し得る[15]．

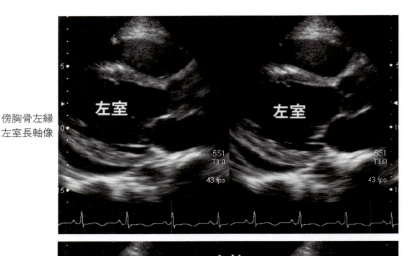
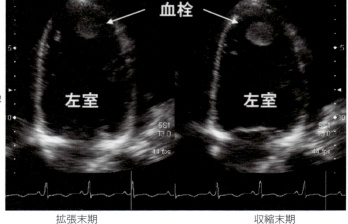

図1 SLEに合併した心筋炎症例の心エコー

分娩1カ月後に心不全を発症．受診時，拡張型心筋症様の左室収縮能低下と左室腔拡大を認め（上），左室心尖部には血栓様所見を認めた（下）．抗核抗体および抗DNA抗体が異常高値であり，各種検査によりSLEの合併症である心筋炎と診断した．CNSループスとループス腎炎も合併しており，ステロイド療法・免疫グロブリン大量療法・免疫抑制剤を併用し，6週後には左室収縮能は改善し，左室腔は縮小した．

c. サルコイドーシス（非乾酪性肉芽腫性心筋炎）

多くは慢性心筋炎の発症様式をとるが急性発症例もある．心臓サルコイドーシスではステロイド治療の適応となり，鑑別が必要である．一般的なサルコイドーシスの傾向としては分娩後に増悪する[21]．妊娠中に心停止した心臓サルコイドーシスの報告例もある[22]．

d. 薬剤

薬剤によって誘発される薬剤性心筋炎では原因薬剤の中止が必須である．多くは薬剤の中止で軽快するが，中止が遅れれば時に致死的となる．確定診断は心内膜心筋生検で行うが，他の原因による心筋炎と鑑別できないこともある．服薬歴や臨床経過から本症を否定できなければ，疑わしい薬物は中止する．原因薬剤の1つにメチルドパがある[15]．メチルドパ（アルドメット®）は，一般的な降圧治

療にはもはや使用されなくなっているが，妊娠期には安全な降圧薬として頻用されている．使用頻度の減少のためか，近年はメチルドパによる薬剤性心筋炎の報告例はないが，心筋炎を疑った際には可能性を考慮し中止すべきである．

[4] 後天的な要因による心筋症

　持続する頻脈やストレスによって心筋障害が惹起され，心不全を併発することがあり，妊娠・産後期での発症例も散見される．ともに確定診断の決め手に欠ける病態であり，除外診断である周産期心筋症との完全な鑑別は困難なことも多い．確定診断がつかなくても急性期の心不全管理は周産期心筋症とほぼ同様で問題ないが，慢性期の管理が異なってくる．急性期に見極めるべきことは，他に介入すべき原因がないかどうかである．頻脈やストレスの原因として，甲状腺疾患（甲状腺機能亢進症）[23]や副腎疾患（褐色細胞腫）[24]，脳血管障害が潜在していることがあり，血液検査やエコー（甲状腺や副腎）でスクリーニングし，CT，MRI，核医学検査などによる精査を必要に応じて施行する．

❶ 頻脈誘発性心筋症

　頻脈誘発性心筋症は，頻脈に続発する左室機能不全であり，心拍数の正常化後に左室機能不全が一部もしくは完全に回復する病態とされている．確立した診断基準はないが，心拍数が100回/分以上の頻脈が慢性もしくは最近の持続で新規の左室収縮障害が生じ，虚血などの他の原因疾患を否定した上で，左室肥大や著明な左室拡大を伴わず（左室拡張末期径＜55mm），頻脈管理で1〜6カ月で左室機能が改善する症例では積極的に疑うべきである[25]．

　治療後の経過を追わなければ診断に至らず，急性期に確定は不可能である．持続する頻脈性不整脈があれば頻脈誘発性心筋症の疑いが強くなるが，洞性頻脈の場合，心機能低下により代償性に生じた頻脈との鑑別は困難である．妊娠期に洞性頻脈で発症しイバブラジンで加療した頻脈誘発性心筋症症例[26]や頻脈性不整脈に対し電気的焼灼術を施行した症例の報告[27]があり，頻脈への積極的な介入が治療となる．

❷ たこつぼ型心筋症・たこつぼ症候群

　たこつぼ型心筋症は精神的・身体的ストレスを誘因とし，一過性の特徴的な心機能障害を呈する病態である．従来，たこつぼ型心筋症と命名されてきたが，2016年の欧州心臓病学会（ESC）からのステートメントでは「たこつぼ症候群」と呼称することが推奨されている[28-30]．交感神経系の異常興奮が主要なメカニズムとして推定されているが，不明な点も多く，治療方針や予後予測も確立されていない．

　何らかの精神的・身体的ストレスが先行し，胸痛，呼吸困難，動悸，全身倦怠感などの自覚症状を伴う．心電図では，急性期に前胸部誘導におけるST上昇を認め，その後陰性T波がみられることが多い．経過を追って陰性T波は浅くなり，再び顕著となる．急性前壁中隔心筋梗塞の心電図所見の鑑別点としては，V_1でのST上昇の欠如とaV_RでのST低下，2mmを超えない軽度のST上昇があげられている[31,32]．血液検査では，血漿BNP値の上昇を認める．心筋逸脱酵素であるCK，トロポニンTの上昇を認めるが軽微である．血中カテコラミン，特にエピネフリンの濃度が顕著であると報告されている[33]．たこつぼ症候群の壁運動異常は，心尖部収縮障害とバルーンニング，心基部過収

縮が典型的であるが，壁運動異常の中心が心室中部型や心基部型も報告されている．心エコー検査では，これらの壁運動異常の部位と範囲，左室収縮能を評価するとともに，合併する左室流出路狭窄，僧帽弁逆流，心内血栓の有無を確認する．

日本循環器学会では「心尖部のバルーニングを呈する原因不明の疾患で，左室は『たこつぼ』に類似する形態を呈する．多くの場合，1カ月以内に収縮異常は軽快する．左室が主に傷害されるが，右室にも病変が及ぶこともある．左室流出路狭窄を呈することもある．冠攣縮を含む冠動脈疾患，脳血管疾患，褐色細胞腫，心筋炎を除外する」とされているが[29]，ESCが2016年に提唱した診断基準は下記の通りである[28,30]．

1. 左室あるいは右室の一過性局所壁運動異常を呈し，何らかの誘因を伴う（誘因がない場合もある）．
2. 壁運動異常は単一冠動脈の分布と一致せず，しばしば全周性となる．
3. 病態を説明しうる冠動脈病変がなく，肥大型心筋症や心筋炎など類似疾患がない．
4. 急性期に新たな，可逆性心電図異常を有する．
5. 急性期にナトリウム利尿ペプチド濃度上昇を示す．
6. トロポニン陽性となるが，その上昇は壁運動異常に比べて軽度である．
7. 3〜6カ月後の心筋イメージング検査で収縮異常が消失する．

多くの場合，症状や心電図，心エコー所見，血液検査所見からたこつぼ症候群を疑い，冠動脈造影による冠動脈疾患の除外，左室造影による特徴的壁運動異常の検出で診断に至る．

病態は血行動態に影響しない軽症例からポンプ失調や致死性不整脈，心破裂を合併する重症例まで幅広い．有意な圧較差を生じる左室流出路狭窄があると，安易な利尿薬や血管拡張の使用，強心薬の併用で病態の悪化をきたす場合があり，心不全治療法の選択にも注意を要する．病態・重症度にあわせた急性期管理が求められる．

"分娩"は，先行する身体的ストレスの一つとしてあげられ，たこつぼ症候群の原因となり得る．分娩後に発症したたこつぼ型心筋症は複数報告されている[34]が，同時期に発症頻度の高い周産期心

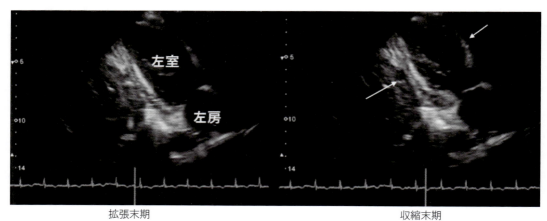

図2 周産期に新規に出現した局所性の強い壁運動低下を呈する心エコー

妊娠高血圧合併例．妊娠経過中，左室収縮能は保たれていたがBNPは100pg/mLを超えていた．妊娠32週に子癇発作を発症し，意識障害で搬送され，緊急帝王切開となった．直後の心エコー検査では，左室中部の全周性の左室壁運動低下（矢印）を認めた．周産期心筋症とたこつぼ症候群の鑑別が困難な症例である．

筋症との鑑別は難しい 図2 ．完全な鑑別ができなくても，たこつぼ症候群では，左室流出路狭窄，心内血栓，心破裂などの重篤な合併症を起こし得ることに留意し，慎重に経過を追い，病態にあわせた治療を選択することで対応可能である．

■引用文献

1) Bauersachs J, Arrigo M, Sliwa K, et al. Current management of patients with severe acute peripartum cardiomyopathy: practical guidance from the Heart Failure Association of the European Society of Cardiology Study Group on peripartum cardiomyopathy. Eur J Heart Fail. 2016; 18: 1096-105.

2) Sliwa K, Hilfiker-Kleiner D, Mebazaa A, et al. EURObservational Research Programme: a worldwide registry on peripartum cardiomyopathy (PPCM) in conjunction with the Heart Failure Association of the European Society of Cardiology Working Group on PPCM. Eur J Heart Fail. 2014; 16: 583-91.

3) European Society of Gynecology (ESG); Association for European Paediatric Cardiology (AEPC); German Society for Gender Medicine (DGesGM), Regitz-Zagrosek V, Blomstrom Lundqvist C, Torracca L, et al. ESC Committee for Practice Guidelines. ESC Guidelines on the management of cardiovascular diseases during pregnancy: the Task Force on the Management of Cardiovascular Diseases during Pregnancy of the European Society of Cardiology (ESC). Eur Heart J. 2011; 32: 3147-97.

4) Satoh H, Sano M, Hayashi H, et al. Pregnancy-related acute myocardial infarction in Japan: a review of epidemiology, etiology and treatment from case reports. Circ J. 2013; 77: 725-33.

5) James AH, Jamison MG, Myers ER, et al. Acute myocardial infarction in pregnancy: a United States population-based study. Circulation. 2006; 28; 113: 1564-71.

6) Fujiwara Y, Yamanaka O, Yamaguchi H, et al. Acute myocardial infarction induced by ergonovine administration for artificially induced abortion. Jpn Heart J. 1993; 34: 803-8.

7) Hayashi Y, Ibe T, Ikea U, et al. Postpartum acute myocardial infarction induced by ergonovine administration. Intern Med. 2003; 42: 983-6.

8) Yaegashi N, Miura M, Okamura K. Acute myocardial infarction associated with postpartum ergot alkaloid administration. Int J Gynecol Obstet. 1999; 64: 67-8.

9) Oei SG, Oei SK, Brolmann HA. Myocardial infarction during nifedipine therapy for preterm labor. N Engl J Med. 1999; 340: 154.

10) Chen YC, Chang YM, Hsieh CTC, et al. Acute myocardial infarction during pregnancy. Taiwan J Obstet Gynecol. 2009; 48: 181-5.

11) Cade JR, Szarf G, de Siqueira ME, et al. Pregnancy-associated spontaneous coronary artery dissection: insights from a case series of 13 patients. Eur Heart J Cardiovasc Imaging. 2017; 18: 54-61.

12) Havakuk O, Goland S, Elkayam, et al. Pregnancy and the risk of spontaneous coronary artery dissection: an analysis of 120 contemporary cases. Circ Cardiovasc Interv. 2017; 10: e004941.

13) 班長 安藤太三．循環器病の診断と治療に関するガイドライン（2008年度合同研究班報告）．肺血栓塞栓症および深部静脈血栓症の診断，治療，予防に関するガイドライン（2009年改訂版）．http://www.j-circ.or.jp/guideline/pdf/JCS2009_andoh_h.pdf

14) Conti E, Zezza L, Volpe M, et al. Pulmonary embolism in pregnancy. J Thromb Thrombolysis. 2014; 37: 251-70.

15) 班長 和泉 徹．循環器病の診断と治療に関するガイドライン（2008年度合同研究班報告）．急性および慢性心筋炎の診断・治療に関するガイドライン（2009年改訂版）．http://www.j-circ.or.jp/

guideline/pdf/JCS2009_izumi_h.pdf

16) Ukimura A, Izumi T, Matsumori A; Clinical Research Committee on Myocarditis Associated with 2009 Influenza A (H1N1) Pandemic in Japan organized by Japanese Circulation Society. A national survey on myocarditis associated with the 2009 influenza A (H1N1) pandemic in Japan. Circ J. 2010; 74: 2193-9.

17) Ukimura A, Ooi Y, Izumi T, et al. A national survey on myocarditis associated with influenza H1N1 pdm 2009 in the pandemic and postpandemic season in Japan. J Infect Chemother. 2013; 19: 426-31.

18) Chan K, Meek D, Chakravorty I. Unusual association of ST-T abnormalities, myocarditis and cardiomyopathy with H1N1 influenza in pregnancy: two case reports and review of literature. J Med Case Rep. 2011; 5: 314-8.

19) Ona MA, Bashari DR, Royzman R, et al. A case of fatal fulminant myocarditis presenting as an acute ST-segment elevation myocardial infarction and persistent ventricular tachyarrhythmia associated with influenza A (H1N1) virus in a previously healthy pregnant woman. Cardiology. 2012; 123: 103-7.

20) Law WG, Thong BY, Chng HH, et al. Acute lupus myocarditis: clinical features and outcome of an oriental case series. Lupus. 2005; 14: 827-31.

21) Matsui S, Yamashita N, Kobayashi M, et al. Effects of pregnancy and delivery on sarcoidosis. JJSOG. 2001; 21: 25-9.

22) Wallmüller C, Domanovits H, Laggner AN, et al. Cardiac arrest in a 35-year-old pregnant woman with sarcoidosis. Resuscitation. 2012; 83: e151-2.

23) Nagata N, Fukuda A, Ogawa H, et al. Postpartum thyrotoxic crisis diagnosed as Graves'disease: a case report. Adv Obstet Gynecol. 2013; 65: 146-52.

24) Nakajima Y, Masaoka N, Sakai M, et al. Pheochromocytoma-related cardiomyopathy during the antepartum period in a preterm pregnant woman. J Obstet Gynaecol Res. 2011; 37: 908-11.

25) Gupta S, Figueredo VM. Tachycardia mediated cardiomyopathy: pathophysiology, mechanisms, clinical features and management. Int J Cardiol. 2014; 172: 40-6.

26) Sağ S, Çoşkun H, Aydınlar A, et al. Inappropriate sinus tachycardia-induced cardiomyopathy during pregnancy and successful treatment with ivabradine. Anatol J Cardiol. 2016; 16: 212-3.

27) Szumowski L, Szufladowicz E, Walczak F, et al. Ablation of severe drug-resistant tachyarrhythmia during pregnancy. J Cardiovasc Electrophysiol. 2010; 21: 877-82.

28) 吉川 勉. たこつぼ症候群 総論. 心臓. 2016; 48: 1120-6.

29) Kawai S, Kitabatake A, Tomoike H; Takotsubo Cardiomyopathy Group. Guidelines for diagnosis of takotsubo (ampulla) cardiomyopathy. Circ J. 2007; 71: 990-2.

30) Lyon AR, Bossone E, Schneider B, et al. Current state of knowledge on Takotsubo syndrome: a position statement from the task force on Takotsubo syndrome of the Heart Failure Association of the European Society of Cardiology. Eur J Heart Fail. 2016; 18: 8-27.

31) Kosuge M, Kimura K. Clinical implications of electrocardiograms for patients with anterior wall ST-segment elevation acute myocardial infarction in the interventional era. Circ J. 2012; 76: 32-40.

32) Zorzi A, Baritussio A, Corrado D, et al. Differential diagnosis at admission between Takotsubo cardiomyopathy and acute apical-anterior myocardial infarction in postmenopausal women. Eur Heart J Acute Cardiovasc Care. 2016; 5: 298-307.

33) Wittstein IS, Thiemann DR, Champion HC, et al. Neurohumoral features of myocardial stunning due to sudden emotional stress. N Engl J Med. 2005; 352: 539-48.

34) Ruiz S, Martinez-Marin M, Oros D, et al. Takotsubo cardiomyopathy after cesarean section: a case report and literature review. J Obstet Gynaecol Res. 2017; 43: 392-6.

〈小板橋俊美　阿古潤哉〉

第X章 遺伝学的検査

> **要約** summary
> - 周産期心筋症の確定診断目的に行う遺伝学的検査は未だ確立していない．
> - 一部の周産期心筋症は，家族性拡張型心筋症と共通の遺伝的背景を有する．
> - 遺伝学的検査による周産期心筋症の発症リスク予測は，発症早期からの治療介入を可能にし，慢性期の心機能回復および予後の改善につながる可能性がある．

周産期心筋症は，疾患特異的な診断基準がなく，妊娠中から産後に心機能が低下した妊産婦に対し，除外診断により診断が確定する[1]．現時点において，周産期心筋症の原因因子は特定されるに至っておらず，また疾患特異的な治療法も確立していない．

近年，周産期心筋症患者において，診断時の左室収縮機能が保持されている（LVEF ＞ 30%）患者ほど慢性期の心機能が正常化する可能性が高いとの報告がなされている[2]．また，診断時の左室収縮機能が低い周産期心筋症患者では産後のイベント発生率（死亡・補助人工心臓・心臓移植）が有意に高くなる[3]ことから，周産期心筋症患者において心不全兆候の早期検出・早期治療介入が慢性期の心機能回復および予後の改善に非常に重要であることが示唆される．

これまでに数多くの病因遺伝子が特定されている拡張型心筋症や肥大型心筋症などの原発性心筋症[4]とは異なり，周産期心筋症はその家族歴を示した論文も少なく，潜在していた（家族性）拡張型心筋症が妊娠・出産に伴う心負荷によって顕在化した病態だと考えられてきた．ところが近年行われたゲノムワイド関連（GWAS）解析において，胎盤や子宮の血流調節に寄与する蛋白をコードする遺伝子 *PTHLH* の遺伝子変異が周産期心筋症の発症に関与するとの報告がなされる[5]など，周産期心筋症発症における疾患特異的な遺伝的素因の関与を示唆する報告が数多くなされている．しかし，周産期心筋症の確定診断目的の遺伝学的検査は現時点では未だ確立していない．

他の一般臨床検査とは異なり，遺伝学的検査は，① 検査結果（遺伝情報）は生涯不変（不変性），② 遺伝情報は被検者個人と血縁者が共有する（共有性），③ 将来発症する遺伝疾患を予測可能な場合があるが（予見性），発症時期や症状を正確に予測できない，また変異遺伝子が見つかっても疾患を発症するとは限らない（不確実性），④ 保険や雇用において，患者やその家族が不利益を被るなど，社会的リスクがある（危害性）などの特性を有する[6]．一方で，周産期心筋症は妊娠中期から産後5カ月の間に心不全症状の出現が集中するため，遺伝学的検査によって妊娠前あるいは妊娠早期に周産期心筋症の発症リスクを予測できれば，高リスク患者への集中的モニタリングが可能となり，たとえ心筋症を発症しても早期からの治療介入によって慢性期の心機能回復および予後の改善につながる可能性があるなど，周産期医療における貢献度は大きいと予想される．

本項では，すでに周産期心筋症の発症およびその予後予測への関与が示唆された，あるいは今後さ

らなる研究が進むことが期待される遺伝的素因について項目別にまとめて概説する．

[1] 拡張型心筋症関連遺伝子の関与（→Ⅴ-2 参照）

　周産期心筋症は，病態こそ拡張型心筋症と類似しているが，妊娠自体が発症に深く関与する特異な疾患である．近年，家族性拡張型心筋症家系の6%（5／90家族）に周産期心筋症患者が認められ，かつ一部の周産期心筋症患者の第一度近親者において，それまで未診断であった拡張型心筋症が発見されるなど，周産期心筋症は家族性拡張型心筋症と共通の遺伝的背景を有する可能性があることが明らかになってきた[7]．拡張型心筋症のうち家族性発症例は約20～30%を占めており，その発症に関与する病因遺伝子はこれまでに多数報告されている[4]．その中で，*MYH7*, *TNNT2*, *MYH6*といったサルコメア（筋原線維の最小単位）の構成要素をコードする遺伝子の変異は周産期心筋症患者においても認められることが報告されており[8]，周産期心筋症の病態形成への関与が示唆される．

　また，サルコメアの静止張力の発生に寄与する弾性蛋白であるタイチンをコードする遺伝子*TTN*の短縮型変異が，特発性拡張型心筋症の家族症例の約25%，散発症例の18%でそれぞれ認められることから，拡張型心筋症発症に関与する重要な遺伝子変異として近年注目を浴びている[9]．近年の周産期心筋症の国際共同研究において，拡張型心筋症発症に関与する遺伝子変異は周産期心筋症患者の約15%で認められ，その頻度は拡張型心筋症コホート（17%）とほぼ同等で，かつ一般コホート（4.7%）に比し有意に高値であることが明らかとなった[10]．注目すべきことに，その遺伝子変異の実に65%が*TTN*の短縮型変異で占められており，米国の周産期心筋症コホートを*TTN*の短縮型変異の有無で群分けすると，*TTN*短縮型変異で有する群で妊娠高血圧症候群の合併率が有意に低く，かつ慢性期の心機能が有意に低値となることが明らかとなった．このことから，*TTN*遺伝的素因は周産期心筋症の慢性期予後に関与している可能性が示唆された．

　その一方，症例数は少ないが（5例），拡張型心筋症の原因遺伝子*Lamin A/C*の変異を有していても，妊娠・出産による心不全の出現は認められなかったとの報告もある[11]．拡張型心筋症は病因遺伝子が多数同定されている不均一な疾患であり，同一の表現型であっても異なる遺伝子の異常が病因となる場合や，同一の遺伝子異常であっても異なる表現型が現れることが少なくない．そのため，周産期心筋症の病態形成においても，さまざまな拡張型心筋症の病因遺伝子が複雑に関連している可能性は高い．

[2] 妊娠高血圧症候群関連遺伝子の関与

　妊娠高血圧症候群（妊娠高血圧腎症，妊娠高血圧，加重型妊娠高血圧腎症，高血圧合併妊娠）は全妊娠の6～8%に合併することが知られており[12]，近年の周産期心筋症研究のメタ解析の結果，経産婦，多胎と並び，全世界的に周産期心筋症発症の強力なリスク因子であることが明らかとなっている[13]．日本における周産期心筋症発症に関する後ろ向き全国調査においても，周産期心筋症患者の約4割が妊娠高血圧症候群または慢性高血圧症を合併しており[14]，また近年のデンマークのコホート研究によると，分娩後5カ月以降に心筋症を発症するリスクも，妊娠高血圧症候群の合併により有意に高まることが報告されている[15]．

妊娠高血圧腎症（Preeclampsia）は，螺旋動脈のリモデリング不全により低酸素状態となった胎盤から過剰分泌された soluble fms-like tyrosine kinase-1（sFlt-1）や soluble endoglin（sEng）などのサイトカインが，胎盤を通じて母体循環系に移行し血管内皮障害を惹起することが原因だとする "two-stage disorder" theory が提唱されており[16,17]，Preeclampsia 発症に関連する可能性がある単一遺伝子異常はこれまでに多数報告されている[18,19]．その中で，螺旋動脈のリモデリング不全を惹起する遺伝子変異として，アンジオテンシノーゲン遺伝子 *AGT* の一塩基置換の関与が示唆されているが[20]，*AGT* の一塩基置換の周産期心筋症発症への関与は未だ明らかにはなっていない．一方，血管新生に重要な因子である血管内皮増殖因子（VEGF）の胎盤における発現低下が preeclampsia や HELLP 症候群の発症に関与する可能性を示唆する報告もあり[21]，前述の *PTHLH* の遺伝子変異を含めて，周産期心筋症の発症に子宮や胎盤血流を調整する遺伝子の変異が関与している可能性は高い．

また，近年の遺伝子改変マウスを用いた研究において，血管新生の重要な調節因子の1つである転写コアクチベーター PGC-1α を心臓特異的に欠失したマウスが周産期心筋症様の心拡大・心機能低下を呈することおよびこのマウスの周産期心筋症様の症状が血管新生療法により有意に改善することが示された[22]．さらに，周産期心筋症患者で血漿 sFlt-1 濃度の有意な上昇と心筋組織の PGC-1α mRNA 発現の有意な低下を認めることから，子宮や胎盤だけでなく，母体心における血管新生の不均衡が周産期心筋症の原因である可能性も示唆された．

妊娠期に高血圧が増悪する遺伝性・家族性高血圧症に関連する遺伝子変異として，ミネラロコルチコイド受容体遺伝子 *MR* の遺伝子変異が知られている[23]．しかし，周産期心筋症発症における関与については未だ不明である．また，遺伝性高血圧症のその他の原因遺伝子の周産期心筋症発症への関与についても，未だ充分な検討がなされていないのが現状である．

まとめ

これまで，病態の相似性や周産期心筋症患者に高血圧合併妊娠が多い事実をもとに，拡張型心筋症関連遺伝子や妊娠高血圧症候群関連遺伝子から周産期心筋症発症に関与する遺伝子変異の探索が行われ，それぞれ候補遺伝子がいくつか同定されてきている．しかし，拡張型心筋症関連遺伝子変異あるいは妊娠高血圧症候群関連遺伝子変異を単一で有する患者が，周産期心筋症発症に際して共通の病態形成メカニズムを経るとは考えにくく，それぞれの遺伝的素因あるいはその他の環境因子や基礎疾患が複雑に関連し合うことで周産期心筋症の病態形成に寄与していると思われる．

現時点では周産期心筋症の確定診断目的に行う遺伝学的検査は存在しない．そのため，遺伝子解析研究を行う場合は，採血への同意の段階から文部科学省・厚生労働省・経済産業省の3省指針「ヒトゲノム・遺伝子解析研究に関する倫理指針」[24]に準拠し，被検者本人のみならず家族・血縁者の尊厳および人権を尊重し，社会の理解と協力を得た適切な実施が不可欠である．

■引用文献

1) Demakis JG, Rahimtoola SH. Peripartum cardiomyopathy. Circulation. 1971; 44: 964-8.
2) Elkayam U, Akhter MW, Singh H, et al. Pregnancy-associated cardiomyopathy: clinical characteristics and a comparison between early and late presentation. Circulation. 2005; 111: 2050-5.
3) McNamara DM, Elkayam U, Alharethi R, et al. Clinical outcomes for peripartum cardiomy-

opathy in North America: results of the IPAC Study (Investigations of Pregnancy-Associated Cardiomyopathy). J Am Coll Cardiol. 2015; 66: 905-14.

4) 班長 友池仁暢. 循環器病の診断と治療に関するガイドライン（2009-2010年度合同研究班報告）. 拡張型心筋症ならびに関連する二次性心筋症の診療に関するガイドライン. http://www.j-circ.or.jp/guideline/pdf/JCS2011_tomoike_h.pdf

5) Horne BD, Rasmusson KD, Alharethi R, et al. Genome-wide significance and replication of the chromosome 12p11.22 locus neart the PTHLH gene for peripartum cardiomyopathy. Circ Cardiovasc Genet. 2011; 4: 359-66.

6) 班長 永井良三. 循環器病の診断と治療に関するガイドライン（2010年度合同研究班報告）. 心臓血管疾患における遺伝学的検査と遺伝カウンセリングに関するガイドライン（2011年改訂版）. http://www.j-circ.or.jp/guideline/pdf/JCS2011_nagai_h.pdf

7) van Spaendonck-Zwarts KY, van Tintelen JP, van Veldhuisen DJ, et al. Peripartum cardiomyopathy as a part of familial dilated cardiomyopathy. Circulation. 2010; 121: 2169-75.

8) Morales A, Painter T, Li R, et al. Rare variant mutations in pregnancy-associated or peripartum cardiomyopathy. Circulation. 2010; 121: 2176-82.

9) Herman DS, Lam L, Taylor MRG, et al. Truncations of titin causing dilated cardiomyopathy. N Engl J Med. 2012; 366: 619-28.

10) Ware JS, Li J, Mazaika E, et al. Shared genetic predisposition in peripartum and dilated cardiomyopathies. N Engl J Med. 2016; 374: 233-41.

11) Palojoki E, Kaartinen M, Kaaja R, et al. Pregnancy and childbirth in carriers of the lamin A/C-gene mutation. Eur J Heart Fail. 2010; 12: 630-3.

12) Gifford RW, August PA, Cunningham G, et al. Report of the National High Blood Pressure Education Program Working Group on high blood pressure in pregnancy. Am J Obstet Gynecol. 2000; 183: S1-22.

13) Bello N, Rendon ISH, Arany Z. The relationship between pre-eclampsia and peripartum cardiomyopathy: a systematic review and meta-analysis. J Am Coll Cardiol. 2013; 62: 1715-23.

14) Kamiya CA, Kitakaze M, Ishibashi-Ueda H, et al. Different characteristics of peripartum cardiomyopathy between patients complicated with and without hypertensive disorders: results from the Japanese nationwide survey of peripartum cardiomyopathy. Circ J. 2011; 75: 1975-81.

15) Behrens I, Basit S, Lykke JA, et al. Association between hypertensive disorders of pregnancy and later risk of cardiomyopathy. JAMA. 2016; 315: 1026-33.

16) Steegers EA, von Dadelszen P, Duvekot JJ, et al. Pre-eclampsia. Lancet. 2010; 376: 631-44.

17) 日本妊娠高血圧学会, 編. 妊娠高血圧症候群の診療指針2015 Best Practice Guide. 東京: メジカルビュー社; 2015.

18) Williams PJ, Pipkin FB. The genetics of pre-eclampsia and other hypertensive disorders of pregnancy. Best Pract Res Clin Obstet Hynaecol. 2011; 25: 405-17.

19) Buurma AJ, Turner RJ, Driessen JHM, et al. Genetic variants in pre-eclampsia: a meta-analysis. Hum Reprod Update. 2013; 19: 289-303.

20) Morgan T, Craven C, Nelson L, et al. Angiotensinogen T235 expression is elevated in decidual spiral arteries. J Clin Invest. 1997; 100: 1406-15.

21) Sgambati E, Marini M, Zappoli Thyrion GD, et al. VEGF expression in the placenta from pregnancies complicated by hypertensive disorders. BJOG. 2004; 111: 564-70.

22) Patten IS, Rana S, Shahul S, et al. Cardiac angiogenic imbalance leads to peripartum cardiomyopathy. Nature. 2012; 485: 333-8.

23) Geller DS, Farhi A, Pinkerton N, et al. Activating mineralocorticoid receptor mutation in hypertension exacerbated by pregnancy. Science. 2000; 289: 119-23.
24) 文部科学省，厚生労働省，経済産業省． ヒトゲノム・遺伝子解析研究に関する倫理指針．2014. http://www.mhlw.go.jp/file/06-Seisakujouhou-10600000-Daijinkanboukouseikagakuka/sisin1.pdf

〈大谷健太郎　徳留　健〉

第XI章 治療

SECTION 1 心不全治療

要約

- 周産期心筋症における心不全治療は，通常の心不全に対する治療に準ずる．
- 急性心不全は特に生命に危機を与える病態で，初診医は本疾患を念頭におくとともに迅速な検査施行とそれによる早期診断，早期の治療開始が望まれる．
- 心機能正常化例における慢性期内服治療について，一定の見解は未だない．

[1] 周産期心筋症における心不全治療

　周産期心筋症に対する治療としては，後述される疾患特異的治療も存在するが，周産期心筋症自体がheterogeneousな疾患であると考えられている．妊娠高血圧症候群や拡張型心筋症，過剰輸液などの異なる背景の患者が混在している可能性もあり，通常の心不全に対する治療に準じて治療を行う．

　日本循環器学会および日本心不全学会は心不全を「心臓が悪いために，息切れやむくみが起こり，だんだん悪くなり，生命を縮める病気」であると定義している[1]．

　心不全の徴候や症状はFramingham研究[2]のうっ血性心不全診断基準に従って問診や身体所見で評価するが，大きく2つに分けると，①溢水所見（肺うっ血や末梢浮腫），②末梢循環不全を伴う心拍出量低下の所見を反映しており 表1 ，いずれも多岐にわたる症状がみられる．

　頻度が高い周産期心筋症の初発症状は息切れや咳嗽，浮腫であるが，これらは正常妊婦でも見られる点に注意が必要である．特に，咳嗽や息切れを訴えている場合や，喘鳴を呈する患者は喘息と誤っ

表1 心不全の自覚症状および身体所見

① うっ血による症状および身体所見
a）左心不全
起坐呼吸，夜間呼吸困難，両側肺雑音，末梢浮腫
b）右心不全
頸静脈怒張，肝頸静脈反射，肝腫大，腹水，腸管浮腫による食思不振
② 心拍出量の低下に伴う症状および身体所見
四肢の冷汗や尿量低下（< 0.5mL/kg/h），昏迷，めまい，脈圧低下

て診断されることがある．平成21年に行われた全国調査では，周産期に認められる本疾患の特性上，初診医の7割以上が産科医や一般内科医であったとされていることからも，リスクのある妊婦でこのような症状を認めた場合は積極的に心不全を疑って検査を進める．なお，周産期心筋症のリスク因子としては多産，高齢，多胎，子宮収縮抑制薬使用，喫煙，肥満，高血圧合併，妊娠高血圧症候群が知られている[3]．息切れや咳嗽，体重増加や浮腫が非常に短い期間に増悪することも少なくない．また，息切れや咳嗽，浮腫から周産期心筋症の診断につなげる際，肺血栓塞栓症に伴う右心不全や，呼吸器感染症，あるいは二次的な感染性心内膜炎は同様の症状をきたしうるため，後述の検査によりこれら鑑別疾患の除外することが必要である．本疾患は早期診断，早期治療が重要であり，本疾患を疑った場合は診断のための各種検査を行いつつ薬物的治療と，必要であれば非薬物的治療を開始しなければならない．加えて，周産期管理で使用されるオキシトシンや$MgSO_4$は心機能低下作用から肺水腫をきたすことがあり，βアゴニストについても心機能に作用することから本疾患を疑った場合は慎重投与とする．

[2] 周産期心筋症を疑った場合に施行する検査（→Ⅷ 参照）

心不全を疑った際の検査としては，①血液生化学検査，②胸部X線写真，③心電図，心エコー検査，④動脈血液ガス分析などがあげられる．

❶ 血液生化学検査

初回採血では，心筋トロポニン，尿素窒素，クレアチニン，Na，Kを含む電解質，肝機能，甲状腺機能，血糖，全血算などの測定を行う．35歳以上，肥満，喫煙者，あるいは切迫早産による入院などで深部静脈血栓症のリスクが高い症例[4]ではD-dimer測定が必要となるが，分娩後では正常でも増加していることがあり注意を要する．また，急性呼吸不全を呈し急性心不全を疑う症例では，鑑別のためナトリウム利尿ホルモンの測定が有効であり，BNP＜100pg/mL，NTproBNP＜300pg/mLでは急性心不全は否定的とされている[5,6]が，稀に急性肺水腫や急性右心不全で低値な症例があるので注意が必要である．

❷ 胸部X線写真

胸部X線写真では肺静脈のうっ血や胸水，間質肺胞浮腫，心拡大などが特異的な所見である．急性心不全では20％程度においてほぼ正常であるとされているが，肺炎や非占拠性呼吸器感染症の鑑別にも有用である．妊娠後期におけるX線1枚の被曝線量（約0.2mSv）程度の影響に加え，腹部の遮蔽により低侵襲な施行が可能であり，急性心不全を疑う状況では施行を検討する．

❸ 心電図，心エコー検査

心電図，心エコー検査所見についての詳細は他項での記載があるため割愛するが，経胸壁心エコーでは，心拍出量低下を伴う弁膜症や，先天性心疾患，広範な肺血栓塞栓症などを除外するために有用であり，また，本疾患の診断基準の評価に必要な検査である．

❹ 動脈血液ガス検査

　動脈血液ガス分析では，代謝性アシドーシス（pH＜7.35）や血清乳酸値の上昇（＞2mmol/L）を認め，クレアチニン上昇が低還流所見を示すことがある．また，呼吸不全（Ⅰ型ではPaO$_2$＜60mmHg，Ⅱ型ではPaCO$_2$＞50mmHg）や呼吸補助筋を使用するような頻呼吸（RR＞25 breath/min）や呼吸困難にもかかわらず低呼吸（RR＜8 breath/min）を認める．

［3］初期治療

　急性心不全は生命に危機を及ぼす状態であり，診断された場合は速やかに近傍の循環器内科，集中治療室を備えた医療施設への移送がなされるべきである．急性心不全に対する初期治療では，血行動態と臓器灌流の安定化，酸素化の改善が重要で，これにより呼吸困難感や疲労感などの自覚症状を速やかに和らげることを治療目標とし[7]，心機能や腎機能へのダメージを最小化する．このため，単に移送を待つのみでなく速やかに初療室あるいは外来で治療介入を開始し，状態改善を見ながら原因特定のための検査を進めなければならない．

❶ 心原性ショックを認める場合

　心原性ショックとは，適切な循環血漿量や前負荷があるにもかかわらず低灌流所見を伴って収縮期血圧＜90mmHg，あるいは平均動脈圧＜65mmHgとなる状態と定義され，強心薬や血管収縮薬の使用，あるいは補助循環装置が必要になる．強心薬としては，後述の理由からドブタミンが第一選択とされ，血管収縮薬としてはノルエピネフリンが推奨される．

　これらの薬物治療に抵抗性の場合，補助循環装置の使用が検討される．腎代替療法としては体外限外濾過療法や持続性血液濾過透析，血行動態の補助目的としては，大動脈内バルーンパンピング（IABP）や経皮的心肺補助装置（PCPS）などを検討する．心原性ショックを認めない場合も呼吸不全を認めた場合は通常の酸素投与にとどまらず，非侵襲的陽圧換気や気管内挿管による人工呼吸器管理を検討する．

　心原性ショックや呼吸不全を認めた場合はただちにそれぞれの医療施設で施行可能な処置を開始すると同時に，集中治療管理が可能な医療機関への移送を準備して状態を安定化させる必要がある．

❷ 心原性ショックではないと判断した場合

　身体所見で病型が得られるNohria-Stevenson分類[8,9]によるリスクプロファイル 表2 は初期治療の方向づけに利用でき，予後予測にも有用である．急性心不全の95％はうっ血所見を認め，その場合の治療の第一選択は利尿薬と血管拡張薬である．多くの場合は，血圧は保たれており低灌流所見はないが肺うっ血症状を訴えているプロファイルB（warm-wet）の急性心不全状態にあり，硝酸薬スプレーや硝酸薬舌下錠の使用，あるいは硝酸薬静注で症状を急速に軽減させることができる．また，利尿薬も急性心不全治療の重要な薬剤である．非侵襲的陽圧呼吸についても，肺内シャントの改善により酸素化を改善することから有効である．

表2 Nohria-Stevenson 分類によるリスクプロファイル

	うっ血（−）	うっ血（+） 肺うっ血 発作性夜間起坐呼吸 末梢浮腫 頸静脈怒張，肝頸静脈反射 肝腫大 腸管浮腫
低灌流（−）	Warm-Dry	Warm-Wet
低灌流（+） 四肢の冷汗 尿量低下 昏迷 めまい 脈圧低下	Cold-Dry	Cold-Wet

(Nohria, A, et al. J Am Coll Cardiol. 2003; 41: 1797-804[8]，Stevenson LW. J Heart Fail. 2005; 7: 323-31[9] より改変)

[4] 薬物療法

❶ 主にうっ血に対する治療薬

●利尿薬

　急性心不全において利尿薬は血管拡張薬と並び使用される薬剤で，特にループ利尿薬はその速効性から臨床現場で多く使用される．ループ利尿薬は，NaClと水のout balanceにより細胞外液を減少させる．早期の治療により可能な限りうっ血時間を短くすることが重要と考えられる[10]．低K血症などの電解質異常や血中尿素窒素の上昇のモニタリングに注意が必要である．また，低血圧，低Na血症，低アルブミン血症，アシドーシスを合併している患者では反応が不良となることにも留意する．

●血管拡張薬

① 硝酸薬

　硝酸薬はNOを介して血管平滑筋細胞内のグアニル酸シクラーゼを活性化し，cyclic GMPの産生を増加させる．その結果，細胞内のCaイオンが細胞外にくみ出されることで血管拡張作用が生じると考えられている．さらに内因性調節因子でもあることから，血管内皮由来弛緩因子を介して血管拡張作用を発揮する．これらにより，前負荷軽減効果（肺毛細管圧低下）および後負荷軽減効果（末梢血管抵抗低下に伴う心拍出量の軽度上昇）を認める．問題点としては，薬物耐性や，血圧低下，肺内シャント増加に由来する動脈血酸素飽和度の低下，頭痛などの副作用があげられる．

② カルペリチド

　カルペリチドはわが国で開発されたナトリウム利尿ペプチドファミリーの1つである．静脈系優位の血管拡張作用，ナトリウム利尿効果およびレニンやアルドステロン合成抑制作用などにより減負荷効果を発現する．

❷ 主に末梢循環不全に対する治療薬

心拍出量低下を伴った末梢循環不全の所見を認める場合は，強心薬による直接の心拍出量増加や血管収縮薬による平均動脈圧上昇によって臓器灌流の維持を必要とする．

● カテコラミン強心薬

ドパミン，ドブタミン，ノルエピネフリンなどがあげられる．

① ドパミン

ドパミンは，内因性カテコラミン薬であり，ノルエピネフリンの前駆物質である．その特徴はDA1受容体，DA2受容体，α1受容体，β1受容体，β2受容体と5種にわたる受容体への刺激にある．低用量では，DA1受容体を刺激し，腎動脈拡張作用による糸球体濾過量の増加と腎尿細管への直接作用による利尿効果を認める．また，高用量ではβ1受容体刺激作用と心臓および末梢血管からのノルエピネフリン放出により陽性変力作用，陽性変時作用を認め，α1受容体刺激による血管収縮作用により後負荷を増大させる．このように，多彩な効果がり，期待される効果を欠如する場合は単に本剤の増量のみではなく，他の薬剤へ変更や併用を考慮する．

② ドブタミン

ドブタミンは，合成カテコラミン薬であり，β1, β2, α1受容体の刺激効果を有する．血管平滑筋に対するα1受容体刺激の血管収縮作用とβ2受容体刺激の血管拡張作用が相殺されることで主にβ1受容体刺激作用を発揮する．β2受容体刺激作用については，5μg/kg/分以下の低用量では軽度の血管拡張作用による末梢体血管抵抗低下および肺毛細管圧の低下をもたらすことから，心拍出量の増加には理想的であるが，平均動脈圧の維持や尿量の改善が得られない場合はドパミン，ノルエピネフリンとの併用を検討する．強心薬については必要な期間に必要な量を投与することが重要[11]である．また，ドブタミンのみで心拍出量の増加が得られない場合は，PDE-Ⅲ阻害薬の併用を検討してもよい．

③ ノルエピネフリン

ノルエピネフリンは内因性カテコラミンであり，交感神経節後線維や副腎髄質においてドパミンから合成される．心筋のβ1受容体刺激作用による陽性変力作用と陽性変時作用に加え，血管平滑筋のα受容体に作用し強力な末梢血管収縮効果を有する．末梢血管抵抗の増加により平均動脈圧は増加するが，心筋酸素消費量の増加や，脳，腎などの血流量を減少させるため，敗血症性ショックの場合を除き，強心薬として単独での使用，増量は控える．心原性ショックでは，ドパミンよりもノルエピネフリンを使用したほうが不整脈の発現が少なく28日後の死亡率もドパミン使用群より良好と報告されている[12]．

④ PDE-Ⅲ阻害薬

PDE-Ⅲ阻害薬はcAMPの分解するPDEを選択的に阻害し，β受容体を介さずに心筋および血管平滑筋細胞内のcAMPを上昇させることで心筋収縮力の増大と血管拡張作用を発現する．これにより心拍出量の増加と肺毛細管圧の低下が得られるが，この薬剤の利点として特に，ⅰ）β受容体を介さないためカテコラミン抵抗状態にも有効であること，ⅱ）血管拡張作用と強心作用を併せもち，心筋酸素消費量の増加がカテコラミン薬に比し軽度であることなどがあげられる．

❸ 慢性期に使用する薬剤

慢性期にはβ遮断薬，RAS阻害薬，抗アルドステロン薬を含めた薬剤の使用を行う．周産期心筋症の慢性期における内服中止についてのevidenceはないが，左室機能が回復し，患者自身が内服の中断を望んだ症例などでは注意深く，密な定期観察を行えば内服の中止も検討可能である[13]．

① β遮断薬

β遮断薬は，左室のリバースリモデリング作用をもち，いくつかの大規模試験で予後改善効果を示された心不全治療のkey drugの1つである．β遮断薬については，うっ血所見がなく，心不全が十分に安定した状態でなおかつ入院中に導入することが十分量の投与や長期予後の観点から望ましい[14,15]．また，カルベジロールでは用量依存的に予後の改善効果とLVEFの改善が認められている[16]．すべてのβ遮断薬は胎盤を通過し，長期間，高用量投与はIUGRのリスクを高めるとの報告もある[17]．

② RAS阻害薬

CONSENSUS試験やSOLVD試験を経てACE阻害薬の心不全に対する予後改善効果が明らかになっている．ARBについては，ACE阻害薬とARBを単剤で直接比較した大規模臨床試験の結果[18]から，ACE阻害薬不耐例などにおいて使用を考慮する．ただし，いずれも胎児腎機能障害の可能性があり，腎臓の未熟性により腎障害の危険性が高くなるため産後期でのみ使用されるべきである．授乳については安全とされている．

③ 抗アルドステロン薬

RALES試験でスピロノラクトンの，EPHESUS試験やEMPHASIS-HF試験でエプレレノンの慢性心不全に対する生命予後の改善効果が報告されている[19,20]．心不全の急性期を脱した後，抗アルドステロン薬の使用に有害事象がなければ投与する．投与量に関しては，エプレレノンの抗アルドステロン作用はスピロノラクトンの約半分とされているが，25〜50mgでも予後改善効果が示されている[21]．ACE阻害薬やARBとの併用がなされる場合が多いが，導入時は血清カリウム値や腎機能に注意して観察が必要である．

[5] 非薬物的治療

❶ 機械的補助循環

機械的補助循環は，薬物治療抵抗性の難治性心不全に使用する．急性心不全における機械的補助循環の適応についてはNYHA分類Ⅳ，収縮期血圧＜90mmHg，心係数＜$2.0L/min/m^2$，肺動脈楔入圧＞20mmHgを目安とするとされている[22]．

❷ 機械的補助循環の特徴

① 大動脈内バルーンポンピング（IABP）

大動脈内で収縮期にバルーンを収縮させることで，後負荷を減少させ，拡張期にバルーンを膨張させることで灌流圧を上げることにより冠血流や腎血流を増加させる．

② 経皮的心肺補助装置（PCPS）

遠心ポンプと膜型人工肺の一体型装置のため緊急時など素早く準備が可能である．主に心肺停止例や心原性ショックでの心肺蘇生に用いられる．難治性心不全での呼吸補助（ECMO）としても使用可能である．

③ 補助人工心臓（VAD）

VAD，特に植込型 VAD はわが国では心臓移植適応基準に準じた末期重症心不全患者で適応とされる．静注用のカテコラミン投与を含む最大限の薬物治療や IABP，心不全患者体外設置型 VAD への依存状態を適応としている[23]．その他の基準として，他臓器の重症臓器不全がないことや，家族の理解や支援が得られる態勢の確保なども条件となっている．症例によっては VAD 治療により心機能が回復する bridge to recovery もみられる．

❸ 致死性不整脈に対する非薬物的治療

① 植込型除細動器（ICD）

ICD 治療に対する HRS/ACC/AHA Expert Consensus Statement 2014[24]，ICD 治療の適切使用に関する criteria[25]では新規に診断された非虚血性心筋症に対する ICD 植込みは，標準的な内科的加療を 3 カ月施行してもなお LVEF 40％以下で NYHA Ⅰ～Ⅲ程度の症状が残存する症例については推奨されている．また，同時に LVEF 30％以下で NYHA Ⅱ～Ⅲ程度の症例に関しては治療開始 3 カ月以内でも ICD 治療の使用が適切である可能性があるとされている．いずれも，ICD 治療の有用性と左室機能の可逆性の要因，標準的内科的治療への反応性を鑑みながら植込時期について適切に考慮するべきである[26]．

② 着用型除細動器（WCD）

WCD を本疾患に適用した試験では，中央値 81 日の観察期間中に 7 例中 3 例で VT/VF が確認され，いずれも WCD の初回適切作動により救命されている[27]．突然死が 38％にものぼると報告され[28]，6 カ月間で平均 54％程度に心機能回復を認めるとされる[29]本疾患において，ICD への bridge も含めた WCD の有用性は高いと考えられ，使用を検討すべきである．ただ，心機能の回復に 3 カ月以上かかる例も報告されており，現在本邦の WCD 使用は 90 日を上限とされている．90 日使用後に LVEF の改善が乏しい，あるいは全くない症例において期間延長すべきか否かについても今後の検討が必要である[30]．

❹ 心臓移植

他に治療法のない重症心不全例では，比較対照試験こそないものの，厳格な適応下であれば，心臓移植治療が生命予後，運動耐容能，QOL を著明に改善させうるというコンセンサスが得られている．また，他の心疾患への移植成績と遜色ない結果が得られている報告[31]もあれば，移植心の寿命が短いとする報告[32]もある．

[6] その他の注意事項

❶ 抗凝固療法

抗凝固療法に関して，Green Top Guideline では，心不全合併妊娠においては 28 週から深部静脈血栓症予防のための抗凝固療法を検討する[4]と記載されている．心不全管理による長期臥床や，低左心機能による左室内血栓，帝王切開術後など注意が必要であり抗凝固療法を積極的に検討する[33]．ヘパリンは胎盤を通過しないため安全に使用可能である．

❷ 授乳

周産期心筋症モデルマウスにおいて切断プロラクチン（16kDa プロラクチン）による血管新生の障害作用がみられることから，ブロモクリプチンの周産期心筋症に対する治験が進行中である．現在までのエビデンスでは，授乳が左室駆出率の改善と関連していたとの報告[34]もあり，臨床的に安定している産婦については，授乳は積極的には禁止とはされていない．ただ，母乳授乳行為そのものが母体の負担となり心不全管理という観点から必要に応じて断乳を行う．

❸ 心機能正常化例における慢性期内服治療

心機能正常化例における慢性期内服治療について，未だ一定の見解はない．慢性期内服治療を中止後，再度心機能が低下する症例もあるため，薬剤を漸減・中止する際には，注意深い経過観察が必要である．また，中止後の心機能が保たれていても，10 年間は，年 1 回の経過観察が勧められる[35]．内服治療の中止の是非を考えるうえで，心筋症の家族歴や遺伝子変異の有無を考慮に入れるべきかもしれない[34]．

■引用文献

1) 日本循環器学会，日本心不全学会「心不全の定義」2017.
2) Mckee PA, Castelli WP, McNamara PM, et al. The natural history of congestive heart failure: the Framingham Heart Study. N Engl J Med. 1971; 285: 1441-6.
3) Hoes MF, Van Hagen I, Russo F, et al. Peripartum cardiomyopathy: observational Reseach Program. Neth Heart J. 2014; 22: 396-400.
4) Royal College of Obstetricians and Gynaecologists. Reducing the Risk of Venous Thromboembolism during Pregnancy and the Puerperium. RCOG Green Top Guideline. 2015. p.37a.
5) Kelder JC, Cowie MR, McDonagh TA, et al. Quantifying the added value of BNP in suspected heart failure in general practice: an individual patient data meta-analysis. Heart. 2011; 97: 959-63.
6) Gustafsson F, Steensgaard-Hansen F, Badskjaer J, et al. Diagnostic and prognostic performance of N-terminal ProBNP in primary care patients with suspected heart failure. J Card Fail. 2005; 11: 15-S20.
7) 班長 筒井裕之. 日本循環器学会/日本心不全学会合同ガイドライン．急性・慢性心不全診療ガイドライン（2017 年改訂版）. http://www.j-circ.or.jp/guideline/pdf/JCS2017_tsutsui_h.pdf
8) Nohria A, Tsang SW, Fang JC, et al. Clinical assessment identifies hemodynamic profiles that predict outcomes in patients admitted with heart failure. J Am Coll Cardiol. 2003; 41: 1797-804.

9) Stevenson LW. Design of therapy for advanced heart failure. Eur J Heart Fail. 2005; 7: 323-31.
10) Matsue Y, Damman K, Voors AA, et al. Time-to-furosemide treatment and mortality in patients hospitalized with acute heart failure. J Am Coll Cardiol. 2017; 69: 3042-51.
11) O'Connor CM, Gattis WA, Uretsky BF, et al. Continuous intravenous dobutamine is associated with an increased risk of death in patients with advanced heart failure: insights from the Flolan International Randomized Survival Trial (FIRST). Am Heart J. 1999; 138: 78-86.
12) De Backer D, Biston P, Devriendt J, et al. SOAP Investigators. Comparison of dopamine and norepinephrine in the treatment of shock. N Engl J Med. 2010; 362: 779-89.
13) Amos AM, Jaber WA, Russell SD, et al. Improved outcomes in peripartum cardiomyopathy with contemporary. Am Heart J. 2006; 152: 509-13.
14) Yoshikawa T, Baba A, Suzuki M, et al; for the Keio Interhospital Cardiology Study (KICS) Group. Effectiveness of carvedilol alone versus carvedilol + pimobendan for severe congestive heart failure. Am J Cardiol. 2000; 85: 1495-7.
15) Stevenson LW, Massie BM, Francis G. Optimizing therapy for complex or refractory heart failure: a management algorithm. Am Heart J. 1998; 135: S293-309.
16) Bristow MR, Gilbert EM, Abraham WT, et al; for the MOCHA Investigators. Carvedilol produces dose-related improvements in left ventricular function and survival in subjects with chronic heart failure. Circulation. 1996; 94: 2807-16.
17) Easterling TR, Brateng D, Schmucker B, et al. Prevention of preeclampsia: a randomized trial of atenorol in hyper dynamic patients before onset of hypertension. Obstet Gynecol. 1999; 93: 725-33.
18) Packer M, Poole-Wilson PA, Armstrong PW, et al. Comparative effects of low and high doses of the angiotensin-converting enzyme inhibitor, lisinopril, on morbidity and mortality in chronic heart failure. ATLAS Study Group. Circulation. 1999; 100: 2312-8.
19) Pitt B, Zannad F, Remme WJ, et al. The effect of spironolactone on morbidity and mortality in patients with severe heart failure. Randomized Aldactone Evaluation Study Investigators. N Engl J Med. 1999; 341: 709-17.
20) Pitt B, Remme W, Zannad F, et al; Eplerenone Post-Acute Myocardial Infarction Heart Failure Efficacy and Survival Study Investigators. Eplerenone, a selective aldosterone blocker, in patients with left ventricular dysfunction after myocardial infarction. N Engl J Med. 2003; 348: 1309-21.
21) Zannad F, McMurray JJ, Krum H, et al. Eplerenone in patients with systolic heart failure and mild symptoms. N Engl J Med. 2011; 364: 11-21.
22) Norman JC, Cooley DA, Igo SR, et al. Prognostic indices for survival during postcardiotomy intra-aortic balloon pumping. Methods of scoring and classification, with implications for left ventricular assist device utilization. J Thorac Cardiovasc Surg. 1977; 74: 709-20.
23) 班長 許 俊鋭. 日本循環器学会／日本心臓血管外科学会合同ガイドライン（2011-2012年度合同研究班報告）．重症心不全に対する植込型補助人工心臓治療ガイドライン．http://www.j-circ.or.jp/guideline/pdf/JCS2013_kyo_h.pdf
24) Kusumoto FM, Calkins H, Boehmer J, et al. HRS/ACC/AHA expert consensus statement on the use of implantable cardioverter-defibrillator therapy in patients who are not included or not well represented in clinical trials. Circulation. 2014; 130: 94-125.
25) Russo AM, Stainback RF, Bailey SR, et al. ACCF/HRS/AHA/ASE/HFSA/SCAI/SCCT/SCMR 2013 appropriate use criteria for implantable cardioverter-defibrillators and cardiac resynchronization therapy. J Am Coll Cardiol. 2013; 61: 1323-73.
26) 2008 Guidelines for Device-Based Therapy. http://circ.ahajournals.org/content/117/21/

e350

27) Duncker D, Haghikia A, König T, et al. Risk for ventricular fibrillation in peripartum cardiomyopathy with severely reduced left ventricular function-value of the wearable cardioverter/defibrillator. Eur J Heart Fail. 2014; 16: 1331-6.

28) Goland S, Modi K, Bitar F, et al. Clinical profile and predictors of complications in peripartum cardiomyopathy. J Card Fail. 2009; 15: 645-50.

29) Elkayam U. Clinical characteristics of peripartum cardiomyopathy in the United States: diagnosis, prognosis, and management. J Am Coll Cardiol. 2011; 58: 659-70.

30) 班長 庭野慎一. 着用型自動除細動器（WCD）の臨床使用に関するステートメント（2015年4月改訂）. http://new.jhrs.or.jp/pdf/guideline/statement201505_01.pdf

31) Rasmusson KD, Stehlik J, Brown R, et al. Long-term outcomes of cardiac transplantation for peri-partum cardiomyopathy: a multi institutional analysis. J Heart Lung Transplant. 2007; 26: 1097-104.

32) Rasmusson K, Brunisholz K, Budge D, et al. Peripartum cardiomyopathy: post-transplant outcomes from the United Network for organ sharing database. J Heart Lung Transplant. 2012; 31: 180-6.

33) Steer PJ, Gatzoulis MA. Heart disease and pregnancy. Management of cardiomyopathies in pregnancy. 2nd ed. Cambridge: Cambridge University Press; 2016. p.165.

34) Safirstein JG, Ro AS, Grandhi S, et al. Predictors of left ventricular recovery in a cohort of peripartum cardiomyopathy patients recruited via the internet. Int J Cardiol. 2012; 154: 27-31.

35) Sliwa K , Petrie MC , Hilfiker-Kleiner D, et al. Long-term prognosis, subsequent pregnancy, contraception and overall management of peripartum cardiomyopathy: practical guidance paper from the Heart Failure Association of the European Society of Cardiology Study Group on Peripartum Cardiomyopathy. Eur J Heart Fail. 10.1002/ejhf.1178,2018 e-pub ahead of print

〈弓田悠介　椎名由美〉

SECTION 2 疾患特異的治療

> **要約**
> - プロラクチン病因説をもとに，抗プロラクチン療法が近年試みられているが，有効性は未だ確定されていない．
> - 南アフリカにおける Pilot study で，抗プロラクチン療法の有効性が示された．
> - 抗プロラクチン療法施行期間を1週間と8週間の2群に分けた randomized clinical trial では，両群経過に有意差はなかった．診断時 LVEF ＜ 30％の症例での，抗プロラクチン療法有効の可能性が示唆されている．
> - 抗プロラクチン療法に使用されるブロモクリプチンは，血管攣縮などの副作用が知られ，米国では産婦への使用禁忌とされている．本邦でも，周産期心筋症の最大リスク因子である妊娠高血圧症候群患者には，添付文書上使用禁忌と記載されている．

　近年，切断プロラクチン病因説に基づき，疾患特異的な新規治療法として，抗プロラクチン療法が提唱されている．2010年に Sliwa らが南アフリカにおける周産期心筋症患者20人を，標準治療に加えてブロモクリプチンを8週間（5mg×2週間→2.5mg×6週間）投与した群（PPCM-Br群：10人）と標準治療のみの群（PPCM-Std群：10人）の2群に分け，半年間予後を追跡したところ，死亡率は PPCM-Br 群10％に対し PPCM-Std 群で40％，生存者の半年後の LVEF は PPCM-Br 群58％に対し PPCM-Std 群で36％と，予後に大きな差を認めた[1]．

　その後，ヨーロッパで，LVEF≦35％の患者を対象に，1週間（2.5mg/day×7日間）と8週間（5mg×2週間→2.5mg×6週間）のブロモクリプチン投与割付試験を行ったところ，6カ月後には，1週間投与群で LVEF が 28±10％ から 49±12％（⊿LVEF ＋21±11％），8週間投与群で LVEF が 27±10％ から 51±10％（⊿LVEF ＋24±11％）と変化し，両群で LVEF の回復度に有意差を認めなかった[2]．また，慢性期に LVEF が 50％以上に回復した患者は，1週間投与群で52％，8週間投与群で68％であった．ブロモクリプチンによる有害事象は認めなかった．診断時 LVEF＜30％の症例に限って，米国からの報告[3]と比較し，抗プロラクチン療法の有効性を示している 表1 [2]．

　日本の観察研究では，ブロモクリプチン投与群は，非投与群よりも治療開始前の LVEF が低かったが，3カ月以降1年後の LVEF には有意差がなかった[4]．また，抗プロラクチン薬の内服を行わずに，母乳授乳停止した群でも，同様の心機能回復を認めた．

　ブロモクリプチンは古くから高プロラクチン血症などの治療や母乳分泌停止目的に使用されているドパミン受容体作動薬である．血管攣縮や血圧上昇の副作用があり，産婦への使用で脳血管障害や心筋梗塞の合併報告がなされたため，米国FDAは，産婦への使用を認めていない．わが国においても，「妊娠高血圧症候群の患者，産褥期高血圧の患者では，産褥期における痙攣，脳血管障害，心臓発作，高血圧が発現するリスクが高い」ため，添付文書上は使用禁忌とされている．同様の作用を有する薬剤には，テルグリドとカベルゴリンがあり，ブロモクリプチンより副作用が少ないといわれて

表1 診断時LVEF＜30％の周産期心筋症患者における予後比較

	1週間ブロモクリプチン投与（n = 18）	8週間ブロモクリプチン投与（n = 19）	1週間と8週間ブロモクリプチン投与（n = 37）	米国IPAC研究から（n = 27）
慢性期心機能*				
LVEF＜35％	0%（0/18）	5%（1/19）	3%（1/37）	37%
LVEF 35〜49％	33%（6/18）	37%（7/19）	35%（13/37）	26%
LVEF ≧ 50％	67%（12/18）	58%（11/19）	62%（23/37）	37%
LVAD, 心移植	0%（0/18）	0%（0/19）	0%（0/37）	19%（5/27）
死亡	0%（0/18）	0%（0/19）	0%（0/37）	15%（4/27）

＊主に心エコーによる6〜36カ月後のLVEF．IPAC研究においては12カ月後のLVEF
LVEF：左室駆出率，LVAD：左室補助循環装置
（Hilfiker-Kleiner D, et al. Eur Heart J. 2017；35：2671-9[2]より改変）

いるが，使用禁忌事項は同じである．抗プロラクチン療法適応症例の見極めが，今後の重要な課題である．

抗プロラクチン療法以外に，レボシメンダン[5]やペントキシフィリン[6]による治療の試みも報告されているが，大きな予後改善効果を認めていない[7]．

■引用文献
1) Sliwa K, Blauwet L, Tibazarwa K, et al. Evaluation of bromocriptine in the treatment of acute severe peripartum cardiomyopathy: a proof-of-concept pilot study. Circulation. 2010; 121: 1465-73.
2) Hilfiker-Kleiner D, Haghikia A, Berliner D, et al. Bromocriptine for the treatment of peripartum cardiomyopathy: a multicentre randomized study. Eur Heart J. 2017; 35: 2671-9.
3) McNamara DM, Elkayam U, Alharethi R, et al. Clinical outcomes for peripartum cardiomyopathy in North America: Results of the IPAC Study (Investigations of Pregnancy-Associated Cardiomyopathy). J Am Coll Cardiol. 2015; 66: 905-14.
4) Kamiya CA, Yoshimatsu J, Ikeda T. Effects of anti-prolactin therapy and prolactin fragment values from a nationwide prospective study on peripartum cardiomyopathy in Japan. Circ J. 2015; 79（Supple I）: I -623.
5) Biteker M, Duran NE, Kaya H, et al. Effect of levosimendan and predictors of recovery in patients with peripartum cardiomyopathy, a randomized clinical trial. Clin Res Cardiol. 2011; 100: 571-7.
6) Sliwa K, Skudicky D, Candy G, et al. The addition of pentoxifylline to conventional therapy improves outcome in patients with peripartum cardiomyopathy. Eur J Heart Fail. 2002; 4: 305-9.
7) Desplantie O, Tremblay-Gravel M, Avram R, et al. The medical treatment of new-onset peripartum cardiomyopathy: a systematic review of prospective studies. Can J Cardiol. 2015; 31: 1421-6.

〈神谷千津子〉

第XII章 予後

SECTION 1 心機能予後

要約

- 予後は，人種や疾患背景により異なる．
- 日本を含む欧米での死亡率は＜5％である．
- 約50〜70％の症例では1年以内に臨床的心機能は正常化し，全体として拡張型心筋症と比較して周産期心筋症の長期生存率は良好である．

周産期心筋症の臨床経過は症例により異なるが，一般的に約50〜70％の症例では1年以内に臨床的心機能は正常化し，全体として特発性心筋症と比較して周産期心筋症の生存率は良好である．しかしながら，約5〜10％の症例では重症化し，妊産婦死亡あるいは心移植を要する症例もある[1]．米国からの報告では死亡率は5〜10％，心移植率は4％であった．米国で施行された心移植例のうち，5％が周産期心筋症に対して行われたと報告されている[2]．他の疾患で行われる移植心と比較して，周産期心筋症では移植心の寿命は短く，年齢調整後の生存率も低く，より若年であり同種感作の頻度が高いことが考えられている[3]．

[1] 死亡率

予後に関して，人種差が知られており，アフリカ系人種で予後不良であると報告されている．死亡率は，本邦では4％，米国では4％，ドイツでは2％と報告されているが，アフリカ系人種では15％と高いことが報告されている[4-8] 表1．このことは，社会経済資源の違い，健康管理体制，診断の遅れ，他の環境要因の違いの影響も考えられている．また最近では遺伝学的研究が進み，アフリカ系人種では拡張型心筋症の原因遺伝子の1つとされる遺伝子異常（TTN truncating variants）を認める割合が多く，予後不良の理由の1つと考えられている[8]．米国からの報告では，非白色人種であることが主要有害事象（死亡・心移植・一時的補助循環の使用・心肺停止・集中治療の必要性・血栓塞栓イベント・ペースメーカ・ICD植え込み）の予測因子であった[9]．

表1 周産期心筋症の予後

	本邦[4]	米国[6]	ドイツ[5]	アフリカ[7,8]
左室収縮の正常化（LVEF＞50%）	63%	71%	47%	23%
著明な左室収縮障害の慢性化（LVEF＜35%）	9%	13%	15%	25%
死亡率	4%	4%	2%	15%

[2] 心機能回復の頻度

　心機能の回復はほとんどの症例で半年以内に認めるが，人種差があることが知られている．心機能の回復する（LVEF＞50%）頻度は，本邦からの報告では半年以内に63%，米国からの報告では1年以内に71%，ドイツからの報告では半年以内に47%であったのに対して，アフリカ系人種では23%と低率であった．心筋障害が遷延する（LVEF＜35%）頻度は，本邦では9%，米国では13%，ドイツでは15%であったのに対して，アフリカ系人種では25%と高率であった[5,6,10]．

[3] 心機能回復の予測因子

　本邦・米国・ドイツの研究で，心機能回復の予測因子として周産期心筋症の発症時のLVEFがあげられている．米国からの報告では，周産期心筋症発症時のLVEFが30%未満の症例では1年以内に心機能が回復した例は約33%であったが，発症時のLVEFが30%以上の症例の約90%では心機能の回復を認めたと報告している[6]（→Ⅵ-1参照）．発症早期に診断し治療介入することが重要であると考えられる．

　本邦・ドイツ・ソウェト（アフリカ）からの報告では，予測因子として妊娠高血圧の併発があげられている．年齢・出産経歴・双胎妊娠・子宮収縮抑制薬などの因子は影響を与えなかった．一方，米国からの報告では妊娠高血圧や子癇前症と予後との関連は認めていない[4-6,11,12]．

　米国からの報告では，診断時のLVEF以外の予後予測因子として，診断時の左室拡張末期径（LVDd），左室内血栓の存在，アフリカ系人種があげられている[13]．

[4] 妊娠高血圧と予後の関係

　妊娠高血圧は周産期心筋症発症の最も重要な危険因子であるが，地域や人種差はなく周産期心筋症の約40%に認める．本邦からの報告では，周産期心筋症において妊娠高血圧は死亡率に影響を与えないが，妊娠高血圧合併の周産期心筋症では，非合併例と比較して入院期間が有意に短く長期的な心機能も良好であった[4,5,14,15]．

[5] 拡張型心筋症とのオーバーラップと予後について

　前節で述べられているように，周産期心筋症の診断において疾患特異的な項目がなく除外診断であるため，その疾患群は不均一な集団である．いくつかのコホート研究では周産期心筋症の約10%に拡張型心筋症の家族歴を認め，最近の遺伝子研究では周産期心筋症と拡張型心筋症の遺伝子異常がオーバーラップしていることが知られている[5,6]．周産期心筋症の約15%に，拡張型心筋症に関連する遺伝子異常を認め，心機能の回復が不良であることが報告されている[2,16-18]．一方で，ドイツや米国でのコホート研究では，心筋症の家族歴や遺伝子異常と心機能予後との間に関連性を認めていない[19,20]．

■引用文献

1) Felker GM, Thompson RE, Hare JM, et al. Underlying causes and long-term survival in patients with initially unexplained cardiomyopathy. N Engl J Med. 2000; 342: 1077-84.
2) Ware JS, Li J, Mazaika E, et al. Shared genetic predisposition in peripartum and dilated cardiomyopathies. N Engl J Med. 2016; 374: 233-41.
3) Arany Z, Elkayam U. Peripartum cardiomyopathy. Circulation. 2016; 133: 1397-409.
4) Kamiya CA, Kitakaze M, Ishibashi-Ueda H, et al. Different characteristics of peripartum cardiomyopathy between patients complicated with and without hypertensive disorders: results from the Japanese Nationwide survey of peripartum cardiomyopathy. Circ J. 2011; 75: 1975-81.
5) Haghikia A, Podewski E, Libhaber E, et al. Phenotyping and outcome on contemporary management in a German cohort of patients with peripartum cardiomyopathy. Basic Res Cardiol. 2013; 108: 366.
6) McNamara DM, Elkayam U, Alharethi R, et al. Clinical outcomes for peripartum cardiomyopathy in North America: results of the IPAC Study (Investigations of Pregnancy-Associated Cardiomyopathy). J Am Coll Cardiol. 2015; 66: 905-14.
7) Sliwa K, Förster O, Libhaber E, et al. Peripartum cardiomyopathy: inflammatory markers as predictors of outcome in 100 prospectively studied patients. Eur Heart J. 2006; 27: 441-6.
8) Sliwa K, Fett J, Elkayam U. Peripartum cardiomyopathy. Lancet. 2006; 368: 687-93.
9) Goland S, Modi K, Bitar F, et al. Clinical profile and predictors of complications in peripartum cardiomyopathy. J Card Fail. 2009; 15: 645-50.
10) Biteker M, Ilhan E, Biteker G, et al. Delayed recovery in peripartum cardiomyopathy: an indication for long-term follow-up and sustained therapy. Eur J Heart Fail. 2012; 14: 895-901.
11) Blauwet LA, Libhaber E, Forster O, et al. Predictors of outcome in 176 South African patients with peripartum cardiomyopathy. Heart. 2013; 99: 308-13.
12) Goland S, Bitar F, Modi K, et al. Evaluation of the clinical relevance of baseline left ventricular ejection fraction as a predictor of recovery or persistence of severe dysfunction in women in the United States with peripartum cardiomyopathy. J Card Fail. 2011; 17: 426-30.
13) Amos AM, Jaber WA, Russell SD. Improved outcomes in peripartum cardiomyopathy with contemporary. Am Heart J. 2006; 152: 509-13.
14) Bello N, Hurtado Rendon I, Arany Z. The relationship between preeclampsia and peripartum cardiomyopathy: A systematic review and meta-analysis. J Am Coll Cardiol. 2013; 62: 1715-23.

15) Ntusi NB, Mayosi BM. Aetiology and risk factors of peripartum cardiomyopathy: a systematic review. Int J Cardiol. 2009; 131: 168-79.
16) van Spaendonck-Zwarts KY, Posafalvi A, van den Berg MP, et al. Titin gene mutations are common in families with both peripartum cardiomyopathy and dilated cardiomyopathy. Eur Heart J. 2014; 35: 2165-73.
17) Herman DS, Lam L, Taylor MR, et al. Truncations of titin causing dilated cardiomyopathy. N Engl J Med. 2012; 366: 619-28.
18) Kamiya CA, Yoshimatsu J, Ikeda T. Peripartum cardiomyopathy from a genetic perspective. Circ J. 2016; 80: 1684-8.
19) Sliwa K, Hilfiker-Kleiner D, Petrie MC, et al. Current state of knowledge on aetiology, diagnosis, management, and therapy of peripartum cardiomyopathy: a position statement from the Heart Failure Association of the European Society of Cardiology Working Group on peripartum cardiomyopathy. Eur J Heart Fail. 2010; 12: 767-78.
20) McNamara DM, Starling RC, Cooper LT, et al. Clinical and demographic predictors of outcomes in recent onset dilated cardiomyopathy: results of the IMAC (Intervention in Myocarditis and Acute Cardiomyopathy) -2 study. J Am Coll Cardiol. 2011; 58: 1112-8.

〈臺 和興　塩出宣雄〉

SECTION 2 次回妊娠予後

要約

- 次回妊娠予後に関して，現時点では統一見解はない．
- 左室機能低下が残存している場合，次回妊娠時の心不全，母体死亡，早産のリスクは高く，妊娠は避けるべきである．
- 左室機能が正常化していても，次回妊娠は安全とはいえない．
- 周産期心筋症既往女性には，次回妊娠に関する十分なカウンセリング（妊娠希望の有無に応じて妊娠時のリスク説明または避妊方法に関するアドバイス）を行う．

[1] 母体予後

　周産期心筋症罹患後の次回妊娠予後に関して調査した大規模な RCT やメタアナリシスは現時点では存在しない．2016 年に 1 件の，周産期心筋症の疾患概念や予後などを調査したシステマティック・レビュー[1]が存在し，次回妊娠予後に関して 4 つの文献[2-5]が紹介されている 表1 ．

表1 システマティック・レビュー

著者, 年	研究デザイン	国	妊娠数（延べ）	左室機能正常化の定義	次回妊娠に関する事項
Elkayam U, et al. 2001[2]	後向きコホート	米国	60	LVEF ≧ 50%	● 次回妊娠は左室機能低下と有意に関連した（mean LVEF；from 49 ± 12% to 42 ± 13%, P < 0.001） ● 心不全発症 26% vs 50%[*]、死亡 0% vs 25%[*] ● 治療的流産、早産はそれぞ 4% vs 25%[*]、13% vs 50%[*]
Fett JD, et al. 2010[3]	前向きコホート	米国、ハイチ	61	LVEF ≧ 55%	● 心不全発症 17% vs 46%[*]（P < 0.01） ● 次回妊娠前 LVEF ≧ 55%かつ運動負荷心エコー検査で収縮予備能良好であれば予後良好（心不全発症 0/9）
Elkayam U. 2014[4]	レビュー	米国、ハイチ、アフリカなど	105	NA（文献により異なる）	● 全体の約 1/3 で心不全発症 or 左室機能低下した ● 左室機能低下群は正常群に比べ次回妊娠時リスクがかなり高く、約 50%で心不全発症 or 左室機能低下し、産後に左室機能が回復しにくい ● 左室機能正常化は安全というわけではない
Hilfiker-Kleiner D, et al. 2015[5]	レビュー	NA	NA	NA	● 次回妊娠は回避するべき ● 次子を妊娠した場合、専門家による適切な妊娠・分娩・産後管理が勧められる ● 分娩後早期の抗プロラクチン療法が心不全発症予防に有効な可能性がある

LVEF: left ventricular ejection fraction 左室駆出率
[*]：左室機能正常化群 vs 左室機能低下群
(Ersbøll AS, et al. Acta Obstet Gynecol Scand. 2016; 95: 1205-19[1] より改変)

　2001 年、米国で行われた延べ 60 妊娠の後向きコホート研究[2]では、周産期心筋症罹患後の LVEF は平均 49 ± 12%であったが、次回妊娠時には LVEF が平均 42 ± 13%に有意に低下した。さらにいくつかのコホート研究[2,3,6]において、次回妊娠前に左室機能低下が残存していた群と正常化した群を比較すると、周産期心筋症再発、母体死亡の頻度は左室機能低下群でより高い傾向が報告されている。

　次回妊娠に関して 2001 年から 2010 年に報告された 10 件のコホート研究ないし症例集積研究のレビュー[4]によれば、次回妊娠全体の約 1/3 が左室機能低下や心不全症状を起こし、特に左室機能低下群では、次回妊娠中の母体リスクはおよそ 50%にのぼった 表2 。ただしこれらのデータは、再発率が高く予後不良な中南米やアフリカの症例も含まれており、本邦の症例について単純に比較できるものではない。また、左室機能の基準に関しても統一されたものではない。

表2 コホート研究ないし症例集積研究のレビュー

	妊娠中の左室機能低下	心不全症状の出現	産後の左室機能低下残存	母体死亡
左室機能正常化（98例）	18 / 66（27%）	20 / 63（32%）	9 / 71（13%）	0 / 71（ 0%）
左室機能低下（93例）	40 / 84（48%）	22 / 45（49%）	36 / 93（39%）	11 / 67（16%）
計	58 / 150（39%）	42 / 108（39%）	45 / 108（27%）	11 / 138（ 8%）

(Elkayam U. J Am Coll Cardiol. 2014; 64: 1629-36[4] より改変)

表3 modified WHO 分類

WHO class	妊娠リスク
1	母体死亡または合併症の明らかなリスク上昇は指摘されていない．
2	母体死亡または合併症のリスクがわずかに上昇する．
3	母体死亡または重症合併症のリスクが有意に上昇する． 専門家によるカウンセリングを要する． 妊娠した場合は全妊娠・分娩・産後を通じて循環器科・産科専門医の集中管理を要する．
4	母体死亡または重症合併症のリスクが非常に高く妊娠は避けるべき．妊娠した場合は中絶を考慮し，継続する場合は class 3 に準じる．

(Thorne S, et al. J Fam Plam Reprod Care. 2006; 72-81[8])より改変)

　左室機能が正常化していた群については，さらに議論が分かれる．左室機能が正常化していても次回妊娠は必ずしも安全とはいえず，左室機能低下や周産期心筋症再発のリスクが高いとしてしばしば避妊が勧められる[4,5]．一方で，LVEF≧55%かつ妊娠前の運動負荷心エコー検査で収縮予備能良好であれば予後は比較的良いとする報告[3]もある．また，2018年の1件の後向きコホート研究[7]では，左室機能が正常化した24例のうち7例（29%）に周産期心筋症再発がみられたが，左室機能の低下はいずれも前回に比して軽度であり，いずれも分娩後に正常化した．ただし，左室機能正常化の基準や心筋予備能の評価方法に関して現時点で一定のコンセンサスはなく，今後のさらなる検討が望まれる．

　2006年，専門家ワーキンググループによって作成された心疾患合併妊娠のリスク分類（modified WHO分類）[8]において，左室機能低下の残存する周産期心筋症既往女性は，class 4 に位置づけられている 表3．また，2011年の欧州心臓病学会（European Society of Cardiology: ESC）ガイドライン[9]や，2016年の米国心臓協会（American Heart Association: AHA）科学的声明[10]においても，左室機能低下の残存する場合は次回妊娠を避けるべきとされ，正常化している場合にも妊娠前のカウンセリングが勧められている．

　近年，血管メディエーター（血中 sFlt1 値高値, VEGF/sFlt1 比低値）や残存心筋障害が次回妊娠時の周産期心筋症発症に関連している可能性[11,12]や，心臓MRI（T2強調画像，ガドリニウム遅延造影）による心筋の質的評価の有用性[13,14]が報告されている．また，1件の観察研究において，分娩後早期からの抗プロラクチン療法が母体の左室機能改善に有効な可能性が示唆されており[6]，次回妊娠時の予後予測やリスク低減の方法として，さらなる研究が期待される．

[2] 胎児予後

　胎児の予後に関するデータは限られているが，1件のコホート研究[2]によれば，治療的流産，早産はそれぞれ4% vs 25%，13% vs 50%（左室機能正常化群 vs 低下群）にみられ，左室機能低下群（LVEF＜50%）で予後不良な傾向があった．分娩に至った35例のうち，新生児死亡はみられなかった．一方，2018年のコホート研究[7]では，延べ43妊娠のうち，治療的流産9.3%，流産14%のほか，早産9.3%を含む全例で生児を得，その多くが正期産（中央値：39週［範囲：36〜41週］）で良好な転帰であったと報告した．

[3] 次回妊娠に関するカウンセリング

　上述のごとく，左室機能低下の残存している場合の次回妊娠リスクは，母体死亡も含め非常に高い．また左室機能が正常化していた場合にも，再発リスクがある．意図しない妊娠を避けるため，次回妊娠に関して十分なカウンセリングを受けることは，全ての周産期心筋症既往女性，ならびにその家族にとって重要である[9,10,15]．

　全例に次回妊娠希望の有無を聴取し，妊娠希望の有無に応じて妊娠時のリスクや避妊方法に関する指導を行うことが望ましい．また，一部に家族性拡張型心筋症との関連遺伝子の存在も知られており[16-19]，家族歴の聴取を含めた遺伝カウンセリングも有用かもしれない．

　しかし，その普及度は未だ十分とはいえない[20]．さらに近年の実態調査において，周産期心筋症罹患後のQOL低下や気分障害（うつ病）との関連を示唆する報告[21,22]もあり，精神的なケアの方法も含め今後のさらなる検討が望まれる．

[4] 避妊方法

　周産期心筋症既往女性に対する避妊方法の安全性に関して，現時点で十分なエビデンスは存在しない．

　「混合ホルモンによる避妊の使用基準に関するWHO分類[8]」において，周産期心筋症既往者（心機能の正常化したもの）はclass 2（おおむね使用可能）に分類されているが，左室機能低下の残存するものについては記載されていない．

　2010年に1件のシステマティック・レビュー[23]が存在するが，周産期心筋症既往女性に対する避妊方法の安全性について調査した研究は存在しなかった．他の心筋症や心不全患者では，混合ホルモンあるいはプロゲスチン単剤による避妊で少数の心血管イベント（高血圧，一過性脳虚血発作，静脈血栓塞栓症，心不全）が報告された一方で，IUDによる避妊では心血管イベントや感染性心内膜炎は見られなかった．これらのことから，銅付加型IUDあるいは子宮内黄体ホルモン放出システム（ミレーナ®IUS）は，周産期心筋症既往女性に対し，より安全に使用できる可能性がある[15]．

　緊急避妊薬（レボノルゲストレル）は，意図しない妊娠をした心疾患患者に対して安全に使用できるが，緊急避妊処置の失敗率は高く，また性感染症のリスクもあるため，習慣的な避妊方法としては勧められない[8]．

■引用文献

1) Ersbøll AS, Damm P, Gustafsson F, et al. Peripartum cardiomyopathy: a systematic literature review. Acta Obstet Gynecol Scand. 2016; 95: 1205-19.
2) Elkayam U, Tummala PP, Rao K, et al. Maternal and fetal outcomes of subsequent pregnancies in women with peripartumcardiomyopathy. N Engl J Med. 2001; 344: 1567-71.
3) Fett JD, Fristoe KL, Welsh SN. Risk of heart failure relapse in subsequent pregnancy among peripartum cardiomyopathy mothers. Int J Gynaecol Obstet. 2010; 109: 34-6.
4) Elkayam U. Risk of subsequent pregnancy in women with a history of peripartumcardiomyopathy. J Am Coll Cardiol. 2014; 64: 1629-36.

5) Hilfiker-Kleiner D, Haghikia A, Nonhoff J, et al. Peripartum cardiomyopathy: current management and future perspectives. Eur Heart J. 2015; 36: 1090-7.
6) Hilfiker-Kleiner D, Haghikia A, Masuko D, et al. Outcome of subsequent pregnancies in patients with a history of peripartum cardiomyopathy. Eur J Heart Fail. 2017; 12: 1723-8.
7) Codsi E, Rose CH, Blauwet LA. Subsequent pregnancy outcomes in patients with peripartum cardiomyopathy. Obstet Gynecol. 2018; 131: 322-7.
8) Thorne S, Nelson-Piercy C, MacGregor A, et al. Pregnancy and contraception in heart disease and pulmonary arterial hypertension. J Fam Plann Reprod Health Care. 2006; 32: 75-81.
9) Regitz-Zagrosek V, Lundqvist, CB, Borghi C, et al. ESC Guidelines on the management of cardiovascular diseases during pregnancy: the Task Force on the Management of Cardiovascular Diseases during Pregnancy of the European Society of Cardiology (ESC). Eur Heart J. 2011; 32: 3147-97.
10) Bozkurt B, Colvin M, Cook J, et al. Current diagnostic and treatment strategies for specific dilated cardiomyopathies: a scientific statement from the American Heart Association. Circulation. 2016; 134: e579-646.
11) Goland S, Weinstein JM, Zalik A, et al. Angiogenic imbalance and residual myocardial injury in recovered peripartum cardiomyopathy patiets. Circ Heart Fail. 2016; 9: e003349.
12) Damp J, Givertz MM, Semigran M, et al. Relaxin-2 and soluble Flt1 levels in peripartum cardiomyopathy. results of the multicenter IPAC Study. JACC Heart Failure. 2016; 4: 380-8.
13) Arora NP, Mohamad T, Mahajan N, et al. Cardiac magnetic resonance imaging in peripartum cardiomyopathy. Am J Med Sci. 2014; 347: 112-7.
14) Haghikia A, Röntgen P, Vogel-Claussen J, et al. Prognostic implication of right ventricular involvement in peripartum cardiomyopathy: a cardiovascular magnetic resonance study. ESC Heart Failure. 2015; 2: 139-49.
15) Sliwa K, Hilfiker-Kleiner D, Petrie MC, et al. Current state of knowledge on aetilogy, diagnosis, management, and therapy of peripartum cardiomyopathy: a position statement from the Heart Failure Association of the European Society of Cardiology Working Group on peripartum cardiomyopathy. Eur J Heart Fail. 2010; 12: 767.
16) van Spaendonck-Zwarts KY, van Tintelen, JP, van Veldhuisen DJ, et al. Peripartum cardiomyopathy as a part of familial dilated cardiomyopathy. Circulation. 2010; 121: 2169-75.
17) Morales A, Painter T, Li R, et al. Rare variant mutations in pregnancy-associated or peripartum cardiomyopathy. Circulation. 2010; 121: 2176-82.
18) van Spaendonck-Zwarts KY, Posafalvi A, van den Berg MP, et al. Titin genemutations are common in families with both peripartum cardiomyopathy and dilated cardiomyopathy. Eur Heart J. 2014; 35: 2165-73.
19) Ware JS, Li J, Mazaika E, et al. Shared genetic predisposition in peripartum and dilated cardiomyopathies. N Engl J Med. 2016; 374: 233-41.
20) Rosman L, Salmoirago-Blotcher E, Wuensch KL, et al. Contraception and reproductive counseling in women with peripartum cardiomyopathy. Contraception. 2017; 96: 36-40.
21) Koutrolou-Sotiropoulou P, Lima FV, Stergiopoulos K. Quality of life in survivors of peripartum cardiomyopathy. Am J Cardiol. 2016; 118: 258-63.
22) Rosman L, Salmoirago-Blotcher E, Cahill J, et al. Depression and health behaviors in women with peripartum cardiomyopathy. Heart & Lung. 2017; 46: 363-8.
23) Tepper NK, Paulen ME, Marchbanks PA, et al. Safety of contraceptive use among women with peripartum cardiomyopathy: a systematic review. Contraception. 2010; 82: 95-101.

〈中尾真大　桂木真司〉

付記 1 ハイリスク妊娠における早期診断法

　周産期心筋症の発症率はきわめて低いため，全妊産婦を対象としたスクリーニングについての報告はない．しかし，周産期心筋症の発症率が 0.005% とされる本邦で[1]，周産期心筋症のリスク因子を有する妊産婦を対象として，周産期心筋症の早期診断を目的に施行された prospective study が 2 報報告されている．

　妊娠高血圧症候群，多胎妊娠，40 歳以上の高齢妊娠，4 週間以上の子宮収縮抑制薬を使用した症例を周産期心筋症ハイリスク妊娠と定義し，分娩後 8 日以内に心エコー検査（ultrasound cardiography：UCG）を施行した 112 例の報告では，周産期心筋症の発症率は 6 例（5.4%）であった[2]．周産期心筋症ハイリスク妊娠以外からの周産期心筋症の発症はなかった．周産期心筋症を発症した 6 例中 5 例は左室駆出分画（LVEF）が 50% 未満であり，周産期心筋症を早期に診断可能であった．LVEF が正常であった 1 例は，拡張早期僧帽弁血流速度／僧帽弁輪速度比（E/E'）が 15 以上であり，分娩 30 日後に LVEF が 50% 未満となり，周産期心筋症を発症した．E/E' からみた周産期心筋症の発症率は，15 未満であった場合の 2.4% に対し，E/E' が 15 以上であった場合の発症率は 20% と有意に高かった．このことから，分娩後の LVEF に加えて E/E' の測定が，周産期心筋症の早期診断に有用である可能性が指摘されている[2]．

　妊娠高血圧症候群，多胎妊娠，40 歳以上の高齢妊娠を周産期心筋症ハイリスク妊娠と定義した 129 例の報告では，周産期心筋症の発症率は 2 例（1.6%）であった[3]．周産期心筋症ハイリスク妊娠以外の患者からの周産期心筋症の発症はなかった．妊娠初期より定期的に脳性ナトリウム利尿ペプチド（brain natriuretic peptide：BNP）を測定した結果，妊娠 36 週の BNP が 100 pg/mL 以上の症例は周産期心筋症ハイリスク妊娠で 8 例（6.2%）あり，そのうち 2 例がその後に周産期心筋症を発症した．妊娠初期より定期的に BNP を測定した，周産期心筋症ハイリスク妊娠以外の正常妊婦 138 例では BNP が 100 pg/mL 以上であった症例はなかった．また，全 267 例の中で BNP が 100 pg/mL 未満で周産期心筋症を発症した症例はなく，周産期心筋症の早期診断に関する妊娠中の BNP 測定の有用性が報告されている[3]．

　以上の 2 つの報告から，周産期心筋症ハイリスク妊娠においては，妊娠 36 週で BNP を測定し，100 pg/mL 以上の場合は UCG で E/E' と LVEF を測定し，どちらかに異常があれば循環器内科での精査を推奨している[3]．これにより，早期介入が可能となり，周産期心筋症ハイリスク妊娠からの周産期心筋症の発症が 5.4% から 0.2% に減少したと報告されているが[3]，症例数が少ないため，多数例での臨床試験が現在進行中である．

■引用文献
1) 国立循環器病研究センター．周産期心筋症．
　　http://www.ncvc.go.jp/cvdinfo/disease/peripartum-cardiomyopathy.html，accessed May

25, 2018.
2) 岸上靖幸, 太田智之, 邨瀬智彦, 他. 産褥性心筋症とその予測. 日本周産期・新生児会誌. 2010; 46: 1297-301.
3) 近藤真哉, 吉原雅人, 眞山学徳, 他. 脳性ナトリウム利尿ペプチドによる妊産婦の心機能評価と周産期心筋症発症の予測. 産婦の実際. 2014; 63: 263-71.

〈小口秀紀　岩瀬三紀〉

付記2　周産期心筋症　症例集

　現時点では，除外診断病名である周産期心筋症は，多様な疾患背景を含む疾患群と考えられる．ここに，それぞれ異なる経過の3症例を提示する．疾患特異的な因子・マーカが確立されていないため，後日心筋炎など別の病因が判明することもある．また，既存の拡張型心筋症合併妊娠における心不全好発時期は，循環血漿量の増加を反映して妊娠後期であるのに対し，心筋症の家族歴を有していても，妊娠中は無症状で過ごし，産後しばらくしてから心不全を発症する症例や，慢性期に心機能が正常に回復する症例もあり，心筋症の遺伝性素因に，周産期特異的な病態がオーバーラップしている場合もあると推察される．臨床上最も大切なことは，妊産婦の家族歴を把握し，周産期心筋症のリスク因子に注意を払い，妊産婦の心不全様の症状の訴えに，鑑別疾患として心筋症・心不全をあげることであろう．

症例1　妊娠高血圧症候群を背景とした周産期心筋症の一例

　30歳代の女性．第一子妊娠34週から下腿浮腫と労作時息切れが出現した．妊娠37週の妊婦健診時には，妊娠前に比べ17kg体重が増加しており，血圧142/92mmHg，尿蛋白3＋を認め，妊娠高血圧性腎症の診断で入院管理となった．入院後の尿化学検査では，尿中蛋白6g/日と著明な蛋白尿を認めた．翌週起坐呼吸が出現し，緊急帝王切開により分娩となった．分娩後の利尿，体重減少は良好であったが，産後4日目に起坐呼吸となり，安静時心拍数が120拍/分を超え，胸部X線上心拡大と肺うっ血を認めた 図1a，（仰臥位）．心電図は洞性頻脈，肢誘導の低電位傾向，不定軸，poor R progression がみられた 図1b．心エコー検査では，左室拡張/収縮末期径（LVDd/Ds）57/54mmと左室の軽度拡大と壁運動低下，左室中隔/後壁厚（IVS/PW）9/8mmと壁厚は保たれ，左室駆出率（LVEF, modified Simpson法）14％，少量心囊液が貯留していた 図1c, d．心筋生検を行い，心筋細胞の軽度から中等度肥大と軽度核異常，血管周囲に軽度の線維化を認めた．活動性心筋炎や二次性心筋症は否定的で，心不全を反映した間質水腫が主体の病理組織診断であった 図1e, f．他に特異的所見を認めず周産期心筋症と診断．内科的治療を行った．

　1カ月後にはLVEF 45％に改善し，6カ月後，胸部X線上心陰影は劇的に小さくなり 図1g，心電図は正常洞調律，正常軸にもどっているが，新たに2枝ブロック（完全右脚ブロック＋左脚後枝ブロック）と右軸偏位，T波異常が出現した 図1h．6カ月後のLVDd/Ds 46/29mm，IVS/PW 5/6mm，LVEF 60％と心機能は正常範囲に回復した 図1i, j．

図1 症例1の胸部X線, 心電図と心エコー検査の変化

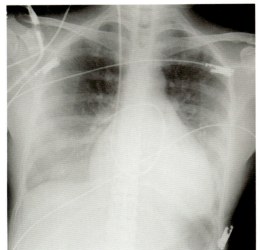

(a) 診断時胸部X線　　　　　　　　　(b) 診断時心電図

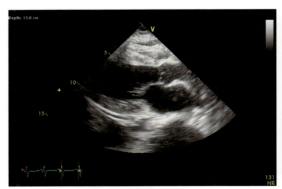

(c) 診断時胸骨左縁左室長軸像

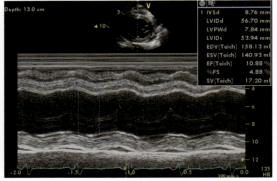

(d) 診断時胸骨左縁左室短軸Mモード像

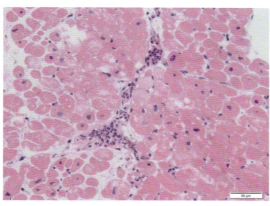
(e) 心筋病理組織像(Hematoxylin-Eosin 染色)

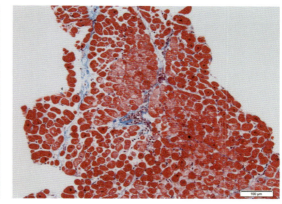
(f) 心筋病理組織像(Masson trichrome 染色)

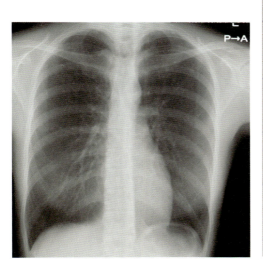
(g) 6カ月後胸部X線

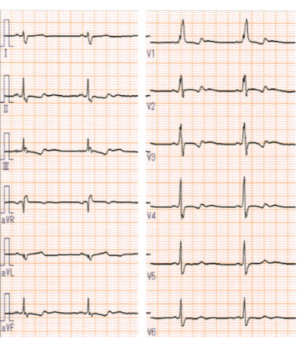
(h) 6カ月後心電図

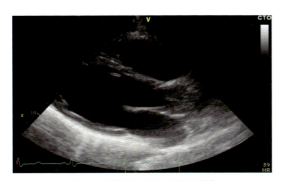
(i) 6カ月後胸骨左縁左室長軸像

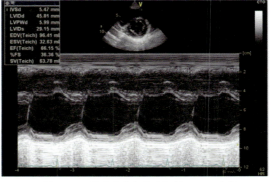
(j) 6カ月後胸骨左縁左室短軸Mモード像

症例2　父が拡張型心筋症と診断されている周産期心筋症の一例

30歳代の女性．5年前の第一子妊娠出産を含め，今回の妊娠前や妊娠中に自覚症状や既往症，健康診断で異常の指摘などは一切なかった．実父が70歳代で拡張型心筋症と診断されている．第二子を妊娠38週で経腟分娩し，妊娠経過中や産直後に自覚症状やほかの合併症はなかった．産後2週目から呼吸困難感が出現し，徐々に増悪し，産後3週目に心不全と診断された．診断時血圧92/68mmHg，心拍数105/分，胸部X線上心拡大と肺うっ血，胸水貯留を認めた 図2a，（座位）．心電図は洞性頻脈，右軸変異とV2-5のpoor R progression，陰性T波（II, III, aVF）がみられた 図2b．心エコー検査では，LVDd/Ds 60/56mmとび漫性左室壁運動低下，IVS/PW 6/7mmと壁厚は正常範囲で，僧帽弁逆流と三尖弁逆流は中等度，左室駆出血流波形で交互脈を認めた．Visual LVEF 15～20％で，心囊液はなかった 図2c, d．急性期治療はカテコラミンを要したが，1カ月後漸減中止，内服治療へと移行できた．

8カ月後，胸部X線上心陰影は正常範囲となり 図2e，心電図は洞調律，陰性T波（II, III, aVF, V3-6）はあるものの，R波高は回復した 図2f．8カ月後のLVDd/Ds 54/39mm, IVS/PW 8/7mm, LVEF（modified Simpson）46％と心機能は改善した 図2g, h．その後内服治療を続け，慢性期LVEF45～50％と軽度心機能低下のまま，増悪傾向はない．

図2　症例2の胸部X線，心電図と心エコー検査の変化

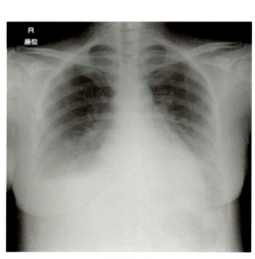

（a）診断時胸部X線

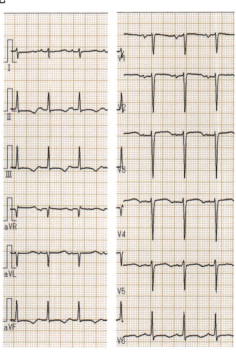

（b）診断時心電図

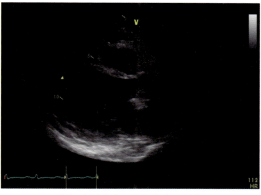
（c）診断時胸骨左縁左室長軸像

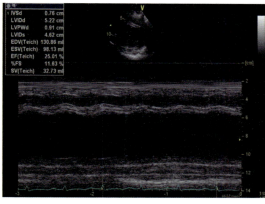
（d）診断時胸骨左縁左室短軸Mモード像

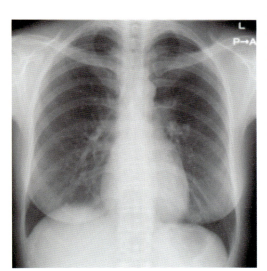
（e）6カ月後胸部X線

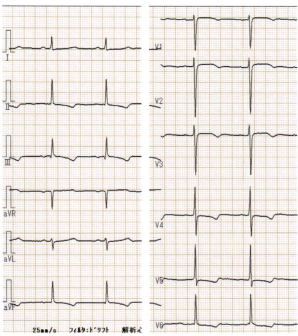
（f）6カ月後心電図

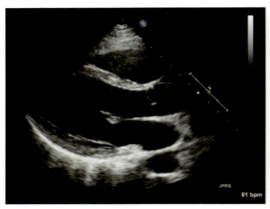
（g）6カ月後胸骨左縁左室長軸像

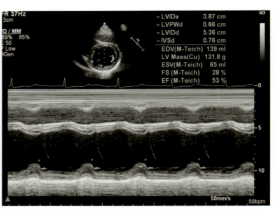
（h）6カ月後胸骨左縁左室短軸Mモード像

症例3 経過の途中で心筋炎も疑われた周産期心筋症の一例

　30歳代女性．既往歴なし．詳細不明だが，実父が心筋炎もしくは心筋症で若年死されている．第一子妊娠32週から下腿浮腫，労作時息切れが出現した．妊娠38週，Cr 1.4と腎機能悪化を認め，前医で帝王切開にて分娩となった．血圧上昇はなかったが，呼吸困難感が強いため施行した胸部X線で，心不全が診断され，心エコー検査上LVEFは10%であった．カテコラミン，hANP，フロセミドによる治療を開始したが，反応は乏しく，産後3日目に大動脈内バルーンポンピング（IABP）挿入の上転院となった．転院時の胸部X線では，著明な胸水貯留と心拡大を認め 図3a ，心電図は低電位で，完全右脚ブロックであった 図3b ．IABP下の心エコー検査では，LVDd/Ds 52/46mm，IVS/PW 7/7mm，visual LVEF 5〜10%，右室収縮能も低下しており，各弁逆流は軽度で，心嚢液の貯留を認めた 図3c, d ．急性期に心筋生検を行い，炎症細胞の集簇はなく，心筋細胞障害を伴っている部分も認めず，活動性の心筋炎は否定的であった．線維化は心内膜下の一部や血管周囲などに軽度であったが，細胞肥大もあり，拡張型心筋症の可能性は否定できない，という所見であった 図3e, f ．

　3週後にIABP離脱できたが，カテコラミンの離脱には2カ月を要した．離脱後，心拡大は軽減し 図3g ，心電図上，V5-6の電位は回復したが，脚ブロック所見は変わらなかった 図3h ．LVDd/Ds 52/45mm，IVS/PW 8/6，LVEF（modified Simpson法）25%と軽度改善したが，心嚢液貯留は続いていた 図3i, j ．再度のカテーテル検査に合わせて心筋生検を行ったところ，線維化の進行とリンパ球，マクロファージを主とする炎症細胞浸潤を認めた 図3k, l ．追加で行ったウイルス抗体価検査で，コクサッキーとエコーウイルス抗体価の有意な上昇を認め，ウイルス性心筋炎の診断基準を満たした．しかしながら，その後継続的に病理組織検査を行ったが，一度も炎症細胞の浸潤を認めなかった．一方，心機能は徐々に低下し，数年の経過で植え込み型補助人工心臓を装着し，心移植待機となった．

図3 症例3の胸部X線，心電図，心エコー検査と心筋病理所見の変化

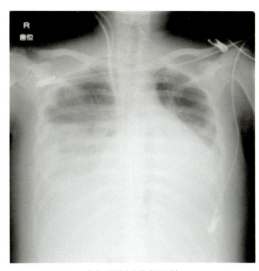

(a) 診断時胸部X線

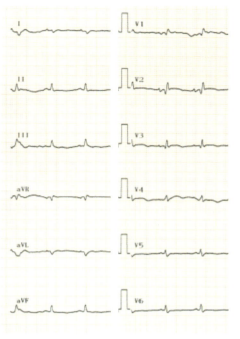

(b) 診断時心電図

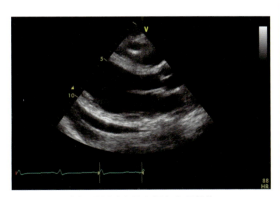

(c) 診断時胸骨左縁左室長軸像

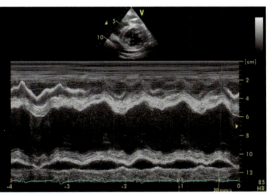

(d) 診断時胸骨左縁左室短軸Mモード像

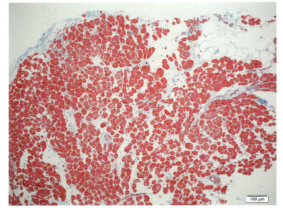
(e) 急性期心筋病理組織像（Masson trichrome 染色）

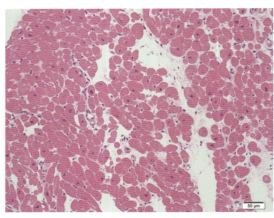
(f) 急性期心筋病理組織像（Hematoxylin-Eosin 染色）

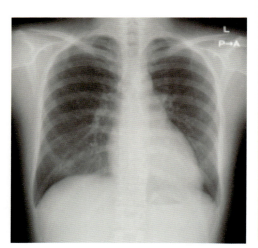
(g) 2カ月後胸部X線

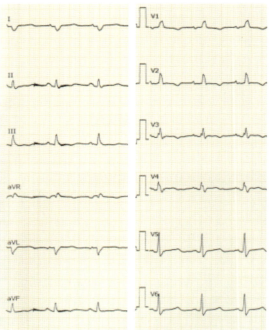
(h) 2カ月後心電図

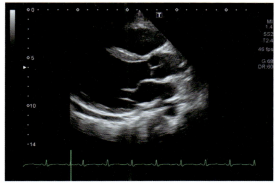

(i) 2カ月後胸骨左縁左室長軸像

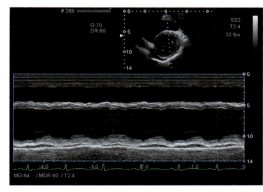

(j) 2カ月後胸骨左縁左室短軸Mモード像

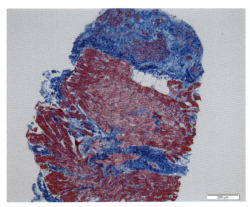

(k) 2カ月後心筋病理組織像（Masson trichrome 染色）

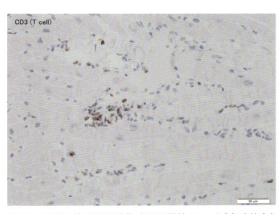

(l) 2カ月後心筋病理組織像（CD3陽性リンパ球免疫染色）

〈神谷千津子〉

付記 2 周産期心筋症 症例集

索　引

■あ行

アフリカ系人種	5
意識障害	54
遺伝子変異	71
遺伝性高血圧症	73
遺伝的背景	5
植込み型除細動器	43, 82
仰臥位低血圧症候群	39
オーバーラップ	90
カウンセリング	94
拡張型心筋症	51, 90
拡張型心筋症関連遺伝子	72
拡張早期僧帽弁血流速度/僧帽弁輪速度比（E/E′）	97

■か行

カベルゴリン	86
機械的補助循環	81
起座呼吸	54
強心薬	80
経産	19
血管拡張薬	79
血管内皮機能	27
ゲノムワイド関連解析	71
抗凝固療法	83
高度生殖補助医療	24
抗プロラクチン薬	35
抗プロラクチン療法	86, 93
高齢化	24

■さ行

左室駆出分画	97
左室駆出率	38
左室肥大	43
産褥性心筋症	1
次回妊娠予後	91
子宮収縮抑制薬	77
疾患認識	6
シネMRI	46, 46
死亡率	88

周産期心筋症	42
再発	92
周産期心筋症ハイリスク妊娠	97
12誘導心電図	42
出産年齢	23
授乳	83
循環血漿量	19
初期治療	78
ショック	54
心エコー	38
心機能予後	88
心筋炎	51, 64
心原性ショック	78
心室性不整脈	43
人種	18, 23
心収縮機能低下	3
心臓MR	45
心臓サルコイドーシス	52
診断基準	6
心内膜心筋生検	51
心不全	3
心不全治療	76
切断プロラクチン	35, 86
切迫早産	19, 21
選択的β2刺激薬	21
増大係数	28

■た行

タイチン	31, 33
たこつぼ型心筋症	67
たこつぼ症候群	67
多胎	18
遅延造影MRI	46
致死性不整脈	82
着用型除細動器	43, 82
中心血圧	27
帝王切開	19
テルグリド	86
洞性頻脈	42
動脈スティフネス	28, 28
ドパミン受容体作動薬	86

トロポニン	31

■な行

妊娠	3
妊娠関連急性心筋梗塞	63
妊娠高血圧	89
妊娠高血圧症候群	12, 19
妊娠高血圧症候群関連遺伝子	72
妊娠高血圧腎症	73
年齢	18
脳性ナトリウム利尿ペプチド	22, 58, 97

■は行

肺うっ血	76
肺血栓塞栓症	63
発症率	5
避妊方法	94
病因遺伝子	71
頻脈誘発性心筋症	67
浮腫	76
不整脈	43
ブロモクリプチン	35, 86
分娩	3
母集団代表性	9
母体死亡	92
母体予後	91
発作性夜間呼吸困難	54

■ま行

末梢循環不全	80
慢性期内服	83
ミオシン	31

■ら行

利尿薬	79
リバースリモデリング	33

■欧文

augmentation index（AI） 28

brain natriuretic peptide（BNP） 22, 58, 97
"feature tracking"法 46
flow mediated dilatation（FMD） 28

GWAS 解析 71
ICD 43, 82
left ventricular ejection fraction（LVEF） 38, 97
modified WHO 分類 93
MRI 検査の安全性 47
NT-Pro BNP 58
population-based study 9

pregnancy associated cardio-myopathy 1
soluble fms-like tyrosine kinase-1（sFlt-1） 14, 15, 35, 73
T1 マッピング 46
T2 強調 MRI 46
WCD 43, 82
WHO 分類 94
β アゴニスト 21, 77

本診療の手引きへのご意見，お問い合わせは，
周産期心筋症診療ガイドライン作成班代表
神谷 千津子

2019年6月まで
〒565-8565　大阪府吹田市藤白台5-7-1
国立循環器病研究センター　周産期・婦人科部
06-6833-5012

2019年7月から
〒564-8565　大阪府吹田市岸部新町6-1
国立循環器病研究センター　産婦人科部
06-6170-1070
周産期心筋症レジストリ事務局
ppcm@ncvc.go.jp

周産期心筋症診療の手引き　Ⓒ

発　行	2019年4月1日　1版1刷
編　集	厚生労働科学研究（難治性疾患政策研究事業）「周産期（産褥性）心筋症の，早期診断検査確立研究の継続と診断ガイドライン作成」班・「特発性心筋症に関する調査研究」班
発行者	株式会社　中外医学社 代表取締役　青木　滋 〒162-0805　東京都新宿区矢来町62 電　話　03-3268-2701（代） 振替口座　00190-1-98814番

印刷・製本／有限会社祐光　　　〈KH・YS〉
ISBN978-4-498-13652-6　　　Printed in Japan

JCOPY ＜(社)出版者著作権管理機構 委託出版物＞
本書の無断複製は著作権法上での例外を除き禁じられています．
複製される場合は，そのつど事前に，(社)出版者著作権管理機構
（電話 03-5244-5088, FAX 03-5244-5089, e-mail: info@jcopy.
or.jp）の許諾を得てください．